Rena Rose

Nicht lange fackeln

**GdB und
Schwerbehindertenausweis
in einem Jahr**

mit vielen Insider-Tipps

Die Autorin

Rena Rose ist eine deutsche Autorin, deren Schwerpunkt vor allem Ratgeber und Sachbücher sind. Sie ist mit einem Arzt verheiratet, hat zwei erwachsene Kinder und lebt mit ihrem Mann, drei Katzen und einem Hund in der Nähe von München.

Sie hat 25 Jahre in einem großen Münchner Krankenhaus gearbeitet und war zudem fast ein Jahrzehnt als ehrenamtliche Richterin am Landgericht München tätig.

Auf vielfachen Wunsch älterer und sehbehinderter Leser ist das Buch in Schriftgröße 12 geschrieben worden.

ReRo-Ratgeber

Rena Rose

Nicht lange fackeln

GdB und Schwerbehindertenausweis in einem Jahr

mit vielen Insider-Tipps

2. Auflage 2019

Bibliografische Information der Deutschen Nationalbibliothek:
Die Deutsche Nationalbibliothek verzeichnet diese Publikation in der Deutschen Nationalbibliografie; detaillierte bibliografische Daten sind im Internet über http://dnb.dnb.de abrufbar.

Es wird darauf verwiesen, dass alle Angaben in diesem Buch trotz sorgfältiger Bearbeitung und Recherche ohne Gewähr erfolgen und eine Haftung der Autorin und des Verlags ausgeschlossen sind.

Copyright © 2019 by Rena Rose

Umschlagidee: Rena Rose
Coverdesign:

Herstellung und Verlag: BoD – Books on Demand, Norderstedt
ISBN 978-3-7494-4656-8

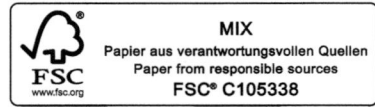

Inhaltsverzeichnis

Einleitung: Warum gerade dieses Buch.......8

1. Warum wollen Sie den Schwerbehindertenausweis haben? 16
2. Grad der Behinderung (GdB) oder Grad der Schädigung (GdS) – Was ist der Unterschied? ……………………………………..24
3. Arztbriefe sammeln, aber nur die, die Ihnen wirklich nützlich sind …………………32
4. Worauf kommt es im „guten Arztbrief" an? Was sollte drin stehen und was besser nicht? …………………………………42
5. Plausible Auflistung Ihrer gesamten Beschwerden – Wie mache ich das richtig? Hier eine kleine Hilfestellung für Sie …………………61
6. Schwerbehindertenausweis befristet oder unbefristet? …………………………………69
7. Antrag auf einen Grad der Behinderung – Worauf kommt es wirklich an? …………………72

8. Positiver Bescheid für einen GdB
   So könnte Ihr Bescheid aussehen 75
9. Positiver Bescheid für den Schwerbehindertenausweis
   So könnte Ihr Bescheid aussehen 82
10. Antrag auf Erhöhung des Grades der Behinderung bei Verschlechterung Ihrer Beschwerden oder einer neu hinzugekommenen Erkrankung 89
11. Antrag auf ein Merkzeichen sowie Auflistung aller möglichen Merkzeichen 94
12. Ablehnung Ihres Antrags auf einen Grad der Behinderung – Halb so schlimm 105
13. Widerspruch auf den ablehnenden Bescheid mit ausführlicher Begründung (mit Musterbriefen) 110
14. Widerspruchsbescheid – Was nun? 120
15. Liste der Nachteilsausgleiche 122
16. Beispiele der am häufigsten vorkommenden Erkrankungen und der mögliche Grad der Behinderung dazu (ohne Gewähr) 128

17. Kündigungsschutz bei Gleichstellung
    bereits ab einem GdB von 30 132
18. Antrag auf Gleichstellung mit einem
    Schwerbehinderten 133
19. Schwerbehinderung ab einem Grad der
    Behinderung von 50 138
20. Liste der Versorgungsämter in
    Deutschland 142
21. Das Integrationsamt und seine
    Aufgaben 149
22. Liste der Integrationsämter in
    Deutschland 153
23. Der Integrationsfachdienst und seine
    Aufgabe 161

Schlusswort 163
Quellenangabe 164

Vorankündigung

Dieses Jahr wird auch mein neuer Ratgeber mit dem Thema „Erwerbsminderungsrente" erscheinen.

Einleitung:
Warum gerade dieses Buch?

Ich erkläre in meinem Ratgeber, den ich gerade für Laien ganz leicht verständlich gehalten habe, wie auch Sie anhand meiner bewährten Ratschläge schnell und sicher einen Grad der Behinderung sowie den Schwerbehindertenausweis erhalten können.

In meinem Buchtitel gebe ich bewusst ein Jahr als Zeitspanne an. Die genaue Zeit, bis auch Sie am Ziel sein werden, hängt meiner Erfahrung nach ganz maßgeblich davon ab, wie lange Sie schon krank sind und noch wichtiger, ob Sie bereits über genügend ausführliche Arztbefunde verfügen, in denen Ihre gesundheitlichen Beeinträchtigungen auch als Diagnosen (ganz wichtig!) festgehalten wurden.
Denn nur wenn Ihre Beschwerden/Krankheiten bereits länger als 6 Monate bestehen **und** dokumentiert sind, können Sie einen Antrag stellen.

Nach fast 25 Jahren, die ich in einem großen Münchner Krankenhaus tätig war, weiß ich sehr genau, worauf es bei der Antragstellung ankommt. Ich hatte tagtäglich mit Versicherungen, Krankenkassen, Rentenversicherungsträgern und anderen Institutionen zu tun und half vielen Patienten, aber auch Hilfesuchenden im privaten Umfeld durch das gesamte Antrags- und Widerspruchsverfahren. Gerade deshalb kenne ich genau die Stolperfallen, die einen Antragsteller unweigerlich scheitern lassen können. Ich möchte Ihnen mit meinem Ratgeber dabei helfen, damit Ihnen das auf keinen Fall passieren wird.

Der Hauptgrund für einen ablehnenden Bescheid liegt nicht in der einzelnen Person des Antragstellers; vielmehr werden generell die verschiedenen öffentlichen Stellen zu einem rigorosen Sparkurs angehalten.

Dies gilt ganz besonders für Anträge zur Anerkennung als Schwerbehinderter sowie zur Erlangung der Erwerbsminderungsrente.

Bei Anerkennung einer Behinderung erhalten Sie ab einem GdB von 20 bereits Nachteilsausgleiche; noch signifikanter werden diese ab einem GdB von 50 sein, mit dem Sie dann auch den Schwerbehindertenausweis erhalten. Mit dem Schwerbehindertenstatus haben Sie in vielen Einrichtungen kostenlosen Eintritt oder andere Vergünstigungen, genießen viele finanzielle Vorteile und gestaffelt nach Ihrem Grad der Behinderung natürlich auch stattliche Steuerermäßigungen. Das kostet den Staat viel Geld und deshalb werden solche Anträge auch oft und gerne gerade im ersten Anlauf boykottiert, d.h. gnadenlos abgelehnt.

Das gilt natürlich genauso für die Beantragung einer Erwerbsminderungsrente. Hier wird es Ihnen wahrlich nicht einfach gemacht, denn Sie sollen ja nicht schon früher Rente beziehen, sondern so lange wie möglich arbeiten und Rentenbeiträge einzahlen.

Um heutzutage bereits in jüngeren Jahren gesundheitsbedingt aus dem Arbeitsleben auszuscheiden und die sogenannte Erwerbsminderungsrente zu erhalten, die es in verschiedenen Stufen gibt, je nachdem, wie viele Stunden Sie am Tag noch arbeitsfähig sind, müssen viele Steine aus dem Weg geräumt werden. Aber wenn man es clever anstellt und die Reihenfolge einhält, ist auch dies nicht unmöglich. Doch dieses Thema werde ich in meinem neuen Ratgeber ausführlicher behandeln und möglichen Interessenten auch durch diesen Antragsdschungel helfen.

Nun sind nicht wenige Betroffene der Meinung, dass ein Grad der Behinderung von unter 50 gar nicht erstrebenswert wäre, da er ihnen ohnehin nicht viele Vorteile bringen würde.

Ich hingegen meine, dass sich für den Anfang auch ein Grad der Behinderung von 30 oder 40 lohnt, da man damit bereits bei der Agentur für Arbeit einen Antrag auf Gleichstellung mit einem schwerbehinderten Menschen stellen kann. Das ist auf gar keinen Fall zu unterschätzen. Man genießt beim Arbeitgeber dann bereits ab Antragstellung denselben Kündigungsschutz wie ein schwerbehinderter Mensch und darf nicht mehr wegen Krankheit etc. gekündigt werden bzw. der Arbeitgeber muss schon gewaltig was auffahren, um einen Mitarbeiter, der viele krankheitsbedingte Arbeitsausfälle/Fehlzeiten aufweist, durch Kündigung loszuwerden. Wenn er es dennoch versucht, ist es oft ein jahrelanger Rechtsstreit, der in den allermeisten Fällen vor einem Arbeitsgericht landen wird und oft mit einem Vergleich in Form von einer finanziellen Abfindung für den „ungeliebten Mitarbeiter" enden kann.

Wenn Sie also den Schwerbehindertenausweis haben wollen und bereit sind, dafür einiges zu tun, viel Ausdauer, Geduld und Durchhaltevermögen mitbringen, sich von Rückschlägen nicht abschrecken lassen und nicht zuletzt von meinen Insider-Ratschlägen im Buch profitieren, sollte Ihr Fleiß belohnt werden und Sie können einen GdB bzw. den Schwerbehindertenausweis in 6-12 Monaten bekommen.

Ich werde Sie in meinem Buch Schritt für Schritt mit meinen bewährten Tipps und Tricks, die zwar nicht alltäglich, aber ganz legal sind, zum Ziel lotsen. Denn ich bin auf Ihrer Seite, das müssen Sie immer im Hinterkopf haben.

Noch vor 15-20 Jahren und länger war es ungleich leichter und die Versorgungsämter haben den Antragstellern den Schwerbehindertenausweis schnell und problemlos erteilt, diese Zeiten sind leider längst vorbei. Aber mit dem nötigen Know how ist dies sogar heute noch absolut möglich und auch ohne die Hilfe Dritter, wie z.B. sündhaft teurer privater Rentenberater etc., realisierbar. Solch ein Fachmann berät Sie in einem meist nur allgemein gehaltenen Gespräch, füllt den Antrag für Sie aus und reicht ihn mit

Ihren Unterlagen beim Versorgungsamt ein. Dafür verlangt er in der Regel einige Nettomonatsgehälter, und das, ohne Ihnen eine Erfolgsgarantie geben zu können. Diese horrende Ausgabe können Sie sich getrost sparen und den Antrag selbst per Einschreiben mit Rückschein wegschicken. Mit meinem Ratgeber sollte dies kein Problem mehr darstellen, da ich Ihnen die nötige Reihenfolge im Buch ganz genau vorgebe. Sollten Sie es sich trotzdem nicht zutrauen, empfehle ich Ihnen z.B. eine Mitgliedschaft beim Sozialverband VdK. Die ist wenigstens für jeden bezahlbar und kostet Sie monatlich zwischen € 5.- bis € 7.-, je nach Landesverband. Die Berater füllen mit Ihnen den Antrag aus und reichen ihn mit Ihren Arztbefunden beim Versorgungsamt ein. Sie müssen allerdings bereits einige Monate Mitglied sein, bevor diese Hilfe greift. Das heißt, sobald Sie wissen, dass Sie einen Antrag beim Versorgungsamt stellen werden, melden Sie sich im Bedarfsfall bitte auch gleich beim VdK an.

Sie können die Mitgliedschaft beim VdK auch wieder mit einer jährlichen Kündigungsfrist beenden. Die Kosten bleiben also absolut überschaubar. Wenn Sie einen guten Draht zu Ihrem Hausarzt haben, können Sie diesen auch gerne um Hilfe beim Ausfüllen des Antrags bitten.

Ich habe mir bei der Erstellung dieses Ratgebers die größtmögliche Mühe gegeben und alle meine bisher gesammelten und bewährten Erfahrungswerte mit einfließen lassen.
Allgemein gehaltene Ratgeber zum Thema Schwerbehinderung und Grad der Behinderung, die eigentlich nur das wiedergeben, was man auch im Internet oder in Broschüren zuhauf kostenlos nachlesen kann, gibt es bereits mehr als genug. Diese Bücher nutzen Ihnen eigentlich gar nichts und kosten nur überflüssiges Geld. Ich hoffe, dass ich Ihnen mit meinem eher unkonventionellen Ratgeber wertvolle Hilfestellung geben kann und meine Ratschläge auch Sie bald zum Erfolg führen werden.

Kapitel 1
Warum wollen Sie den Schwerbehindertenaus haben?

Von früher hat man oft noch das Bild eines offensichtlich Schwerbehinderten oder Kriegsversehrten mit gelber Armbinde vor Augen, von Gliedmaßen amputierten Menschen oder von Rollstuhlfahrern.

Um es mal vorwegzunehmen, eine Schwerbehinderung sieht man den allermeisten Mitmenschen überhaupt nicht an. Bis Ende 2017 lebten in Deutschland 7,8 Millionen schwerbehinderte Menschen. Das bedeutet laut statistischem Bundesamt (Destatis), dass rund 9,4% der gesamten Bevölkerung 2017 in Deutschland eine Schwerbehinderung (mindestens ein GdB 50) hatte.

In den letzten Jahren sind es meiner Erfahrung nach vermehrt chronisch Kranke mit unterschiedlichen psychischen Leiden, Erkrankungen des Bewegungsapparates (orthopädisch) oder inneren Erkrankungen usw., welche einen Antrag auf Anerkennung eines Grades der Behinderung stellen.

Es würden aber sehr viel mehr Betroffene einen Grad der Behinderung bzw. bei einem GdB von mindestens 50 den Schwerbehindertenausweis erhalten, wenn sie sich besser mit der Materie auskennen würden.
Aber immer müssen eine/mehrere Erkrankung/en mindestens 6 Monate bestehen.
In den allermeisten Fällen sind Sie noch voll im Berufsleben und leiden seit mehr oder weniger langer Zeit unter chronischen gesundheitlichen Problemen. Kommen dann beim Arbeitgeber deshalb wiederholt kurze oder auch längere regelmäßige Krankschreibungen dazu, stehen Sie heutzutage bei den meisten Firmen über kurz oder lang irgendwann auf der sogenannten Abschussliste.

Das ist der klassische Fall, den es unbedingt abzuwenden gilt.

Der Arbeitgeber will sehen, dass Sie etwas für Ihre Gesundheit/Genesung tun, damit Sie in Zukunft wieder viel weniger bis keine Arbeitsausfälle mehr haben (bis zu 6 Wochen pro Jahr sieht er in der Regel als noch akzeptabel an).

Bei chronischen Erkrankungen ist dies aber alles andere als einfach bis schier unmöglich.

Jetzt ist der Zeitpunkt gekommen, eine ambulante oder stationäre Rehabilitationsmaßnahme zu beantragen und/oder sich mit dem Gedanken anzufreunden, endlich einen Antrag auf einen Grad der Behinderung zu stellen.

Die Situation für chronisch kranke Arbeitnehmer ist nicht einfach, sie ist vielmehr sehr belastend und zu der bereits bestehenden Erkrankung kommt gar nicht selten noch eine depressive Episode dazu.

Die Kollegen müssen die Arbeit des dauernd krankgeschriebenen Kollegen mit übernehmen und werden über kurz oder lang irgendwann nicht mehr so gut auf ihn zu sprechen sein.

Oft macht auch noch der direkte Vorgesetzte, Abteilungsleiter/Teamleiter permanent Druck. Wenn es für Sie ganz dick kommt, endet dies leider viel zu oft in einer schlimmen Mobbingsituation (oder Bossing, wenn der Chef selbst beteiligt wäre), aus der Sie ohne fremde Hilfe nicht unbeschadet wieder herauskommen werden.

Aber soweit sollte man es gar nicht erst kommen lassen, sondern sich frühzeitig professionelle Hilfe und Unterstützung holen, sei es bei einem Rechtsanwalt, der sich auf Arbeitsrecht spezialisiert hat und/oder zuvor beim firmeninternen Personal-/Betriebsrat, der Betrieblichen Sozialberatung und dem Betriebsarzt, die natürlich alle der Schweigepflicht unterstehen.

Es kann nicht schaden und Sie sind auf der sicheren Seite, wenn Sie in einer Mobbingsituation täglich genau ein sogenanntes Mobbing-Protokoll (z.B. unter www.hjmellmann.de>Mobbing Protokoll) oder Mobbing-Tagebuch (z.B. unter www.zeitblueten.com) führen und eventuelle Übergriffe von Kollegen/Vorgesetzten auch von den zuvor genannten Stellen dokumentieren lassen und sich Zeugen suchen, die Ihre Angaben bestenfalls bestätigen. Da aber erfahrungsgemäß niemand am Arbeitsplatz sich freiwillig selbst gerne in die Schusslinie begibt, um einem Kollegen zu helfen, werden Sie hier eher so Ihre Schwierigkeiten haben und auf recht verlorenem Posten stehen.

Mit einem Protokoll können Sie im Falle einer Klage aber nachweisen, wie lange diese für Sie belastende Situation bereits besteht. Das wird bei Gericht auch anerkannt.

Dann kommt irgendwann für Sie die Wende. Sie hören, vielleicht von ebenfalls betroffenen Kollegen, Freunden oder Verwandten, dass es den Schwerbehindertenstatus gibt.

Die Idee ist geboren und Ihnen wird klar, dass Sie genau den auch für sich selbst benötigen! Aber wie beantragen, was brauchen Sie dazu, wie stehen die Chancen für Sie persönlich?
Die Anerkennung als schwerbehinderter Mensch ist eine feine Sache und bedeutet für chronisch Kranke, gerade wenn sie noch in der Berufstätigkeit stehen, eine wirklich große und auch wichtige Hilfe und Unterstützung. Deshalb sollte man als Betroffener auch nicht länger warten, sondern sofort tätig werden, damit man bald in den Genuss kommt.

Benötigen Sie, wie so oft geraten, die Unterstützung von irgendwelchen kostenpflichtigen Organisationen, privaten Rentenberatern oder gar Anwälten usw.?
Ich sage NEIN!!!

Wenn Sie es jetzt richtig anstellen und vor allem die richtige Reihenfolge einhalten, können Sie es mit Hilfe meines Ratgebers ganz ohne fremde Hilfe schaffen, den Antrag selbst und vor allem erfolgreich zu stellen. Und Sie dürfen sich sehr gute Chancen ausrechnen, den Schwerbehindertenausweis in absehbarer Zeit auch zu bekommen. Aber bis Sie den Antrag auf Anerkennung eines Grad der Behinderung stellen werden, dauert es je nach Ihrer persönlichen Voraussetzung noch eine kürzere oder etwas längere Zeit.

Wenn Ihre Erkrankungen/Beschwerden bereits länger als 6 Monate bestehen, was die wichtigste Voraussetzung für den Antrag ist und vor allem wenn Sie dies auch mit einigen aussagekräftigen Arztbriefen, worin alle Diagnosen Ihrer Erkrankungen aufgezählt sind, nachweisen können, können Sie eigentlich, etwas Arbeit und kluge Planung vorausgesetzt, sofort loslegen und Ihren Antrag beim Versorgungsamt stellen.

Wenn Sie trotz chronischer gesundheitlicher Beschwerden noch keine Arztbefunde gesammelt haben, Ihre Erkrankungen bei Ihren Ärzten aber schon lange bekannt sind, können Sie diese Ärzte nachträglich bitten, Ihnen ausführliche Arztbriefe zu schreiben. Das steht Ihnen auch zu! Sagen Sie als Erklärung Ihren behandelnden Ärzten, dass Sie die Befunde für einen dringend benötigten Reha-Antrag etc. brauchen.

Wenn Ihre Erkrankungen noch nicht beim Arzt bekannt sind und Sie demzufolge auch noch keine Arztberichte in Händen haben, müssen Sie **sofort** beginnen, ganz fleißig möglichst viele Arztbriefe zu sammeln (siehe Kapitel 3). Das dauert dann etwas länger, lohnt sich aber.

Einen Antrag auf Erteilung eines GdB selbst zu stellen ohne fremde Hilfe, ist selbst für Sie als Laien absolut einfach und machbar. Ich gebe Ihnen später genaue Tipps zum Ausfüllen Ihres Antrages.

Kapitel 2
Grad der Behinderung (GdB) oder Grad der Schädigung (GdS) – Was ist der Unterschied?

Was ist eigentlich der GdB?

„Staffelung von 20 bis 100 in Zehnerschritten. Der Grad der Behinderung kann - ebenso wie der GdS – zwischen 20 und 100 variieren. Er wird in 10er-Schritten gestaffelt. Irrtümlich wird der GdB oft in Prozent angegeben, also zum Beispiel „Ich habe einen GdB von 50 Prozent". Dies ist aber falsch, es wird schlicht gesagt „Ich habe einen GdB von 50".
Eine Behinderung ab einem GdB von 50 gilt als Schwerbehinderung; in diesem Fall kann ein Schwerbehindertenausweis beantragt werden, in den der GdB und gegebenenfalls die entsprechenden Merkzeichen eingetragen werden.

Der Grad der Behinderung kann im Ausweis auch nachträglich geändert werden. Dazu sind aber ein Antrag auf Neufeststellung sowie erneute medizinische Gutachten notwendig. Man sollte damit rechnen, dass der GdB auch herabgesetzt werden kann."[1] Ich persönlich kenne keinen solchen Fall, aber ich will Ihnen trotzdem nicht verschweigen, dass es auch diese Option gibt. Aber dazu müssten sich Ihre gesundheitlichen Beschwerden gebessert haben und dies müsste auch so in Ihren Arztbriefen dokumentiert worden sein. Aber solch einen Arztbefund, der Ihnen z.B. eine Besserung Ihrer gesundheitlichen Situation attestiert, sollten Sie nicht unbedingt beim Versorgungsamt einreichen. Ich will Sie hier nicht zum Schwindeln anstiften, aber erfahrungsgemäß gibt es bei chronischen Erkrankungen immer wieder mal Zeiten, in denen es Ihnen kurzfristig etwas besser gehen wird. Aber dies ist in der Regel nicht von Dauer. Deshalb wäre eine Herabsetzung des GdB auch in keinster Weise gerechtfertigt

Gleichstellung mit schwerbehinderten Menschen

„Behinderte Menschen mit einem GdB von weniger als 50, mindestens aber mit einem GdB von 30, können unter bestimmten Voraussetzungen mit schwerbehinderten Menschen gleichgestellt werden. Ansprechpartner für die Gleichstellung ist die Agentur für Arbeit (Arbeitsamt).

Wer legt den GdB und den GdS fest?

Der Grad der Behinderung und der Grad der Schädigungsfolgen werden durch ärztliche Gutachter bemessen. Für die Eintragung im Schwerbehindertenausweis wird ein Gesamt-GdB ermittelt.

Dieser errechnet sich jedoch nicht einfach aus den einzelnen addierten GdB mehrerer Beeinträchtigungen. Die Festlegung ist komplexer: Entscheidend für den Gesamt-GdB ist, wie sich einzelne Funktionsbeeinträchtigungen zueinander und untereinander auswirken. Die Behinderungen und ihre Auswirkungen werden also insgesamt betrachtet, nicht als voneinander isolierte Beeinträchtigungen. Bei der Beurteilung wird vom höchsten Einzel-GdB ausgegangen, dann wird im Hinblick auf alle weiteren Funktionsbeeinträchtigungen geprüft, ob das Ausmaß der Behinderung dadurch tatsächlich größer wird.

Auf den Punkt gebracht

Dorothee Czennia, Referentin beim Sozialverband VdK Deutschland, erklärt dazu: Grundsätzlich geht es bei der Feststellung der Behinderung nicht um die Art der Erkrankung/Behinderung oder um eine Diagnose, sondern immer um ein Funktionsdefizit, eine entsprechende Dauer (länger als 6 Monate) und die Auswirkung der Behinderung auf die Teilhabe am Leben in der Gesellschaft.

Liegen mehrere Beeinträchtigungen vor, wird der GdB nach den Auswirkungen der Beeinträchtigungen in ihrer Gesamtheit unter Berücksichtigung der wechselseitigen Beziehungen festgestellt. Es erfolgt keine Addierung von Einzel-GdB!

Dabei richtet sich das Versorgungsamt bzw. die feststellende Behörde nach den sogenannten „Versorgungsmedizinischen Grundsätzen" (früher „Anhaltspunkte für die ärztliche Gutachtertätigkeit im sozialen Entschädigungsrecht und nach dem Schwerbehindertenrecht").[1]

Versorgungsmedizin-Verordnung mit Angaben zu GdB und GdS

Die Kriterien für die Bestimmung des GdB und des GdS sind seit dem 1.1.2009 die Versorgungsmedizinischen Grundsätze („Versorgungsmedizin-Verordnung mit den Versorgungsmedizinischen Grundsätzen").

Vormals galten die so genannten „Anhaltspunkte für die ärztliche Gutachtertätigkeit im sozialen Entschädigungsrecht und nach dem Schwerbehindertenrecht". Die Anhaltspunkte werden damit nicht mehr aktualisiert.

Die Versorgungsmedizin-Verordnung können Sie im Internet herunterladen: www.gesetze-im-internet.de/versmedv. Das Bundesministerium für Arbeit und Soziales bietet zudem eine Broschüre dazu an: Broschüre „Versorgungsmedizin-Verordnung".

GdB und GdS – Was ist der Unterschied?

Seit dem 1. Januar 2009 gilt, wie oben bereits erwähnt, die „Versorgungsmedizin-Verordnung mit den Versorgungsmedizinischen Grundsätzen". Darin wird der so genannte GdS, der Grad der Schädigungsfolgen, erläutert.

Der Grad der Schädigungsfolgen hat die frühere MdE, die Minderung der Erwerbsfähigkeit, abgelöst.
GdS und GdB werden nach gleichen Grundsätzen bemessen. Beide Begriffe unterscheiden sich lediglich dadurch, dass GdS nur auf die Schädigungsfolgen (also kausal) und der GdB auf alle Gesundheitsstörungen unabhängig von ihrer Ursache (also final) bezogen ist.

Beide Begriffe haben die Auswirkungen von Funktionsbeeinträchtigungen in allen Lebensbereichen und nicht nur die Einschränkungen im allgemeinen Erwerbsleben zum Inhalt. Aus dem GdB und aus dem GdS ist also nicht auf das Ausmaß der Leistungsfähigkeit zu schließen. GdB und GdS sind grundsätzlich unabhängig vom ausgeübten oder angestrebten Beruf zu beurteilen, es sei denn, dass bei Begutachtungen im sozialen Entschädigungsrecht ein besonderes berufliches Betroffen sein berücksichtigt werden muss."[1]

Kapitel 3
Arztbriefe sammeln, aber nur die, die Ihnen wirklich nützlich sind!

Nützlich bedeutet für Sie und Ihren angestrebten Schwerbehindertenausweis, dass der Arztbrief für genau Ihre Zwecke brauchbar sein muss!

Dies ist, wie ich meine, einer der wichtigsten Punkte überhaupt in meinem Ratgeber, da sehr viele Patienten erst einen Antrag auf Schwerbehinderung stellen, ohne ihre diversen Erkrankungen überhaupt nachweisen zu können. Damit liegt Ihre Chance gleich bei null!

Es ist von ganz enormer Wichtigkeit, dass Sie irgendwann, wenn Ihre Erkrankungen chronisch sind und Sie dadurch viele krankheitsbedingte Ausfälle am Arbeitsplatz haben, unbedingt anfangen müssen, ganz gezielt und systematisch Arztbriefe zu sammeln.

Legen Sie sich dazu einen eigenen Ordner an und sehen Sie ihn ab jetzt als Ihr „Baby", das es heißt zu hegen und zu pflegen und vor allem mit vielen positiven Arztbriefen zu „füttern".

Erstellen Sie sich eine Liste mit allen(!!) Ihren Beschwerden, den physischen (körperlichen) genauso wie den psychischen! Vergessen Sie nichts!

Kaufen Sie sich ruhig einen dicken Leitzordner, denn erfahrungsgemäß werden im Laufe der Jahre immer mehr Arztbefunde und andere Atteste sowie Antragskopien und Bescheide dazukommen.

Ich möchte damit nicht sagen, dass es Jahre dauern wird, bis Sie erste Erfolge verzeichnen können.

Aber Sie werden eher nicht sofort einen GdB von 50 und damit verbunden den Schwerbehindertenstatus erhalten. Es sei denn, Sie haben jetzt schon einen geringeren GdB, dann ist es natürlich machbar.

Aber wenn Sie noch über keinen GdB verfügen, müssen Sie erst einmal klein anfangen und im Idealfall jedes Jahr einen neuen Antrag wegen Verschlechterung Ihrer Erkrankungen stellen.

Dann vereinbaren Sie der Reihe nach Untersuchungstermine bei Ihrem Hausarzt, Fachärzten, Psychologen und/oder beim Psychiater; lassen Sie sich nicht zu knapp Rezepte über stärkere Schmerzmittel (wenn nötig), Antidepressiva (bei Bedarf) usw. sowie ärztliche Verordnungen für Massagen, Fango, Reizstrom (TENS), Krankengymnastik, Physiotherapie, bei Bedarf auch eine Psychotherapie, eine Reha/Kur usw. verschreiben. Dann lassen Sie sich von den diversen Fachärzten Überweisungen zu apparativen Untersuchungen wie Röntgen, CT, MRT, Sonographie etc. ausstellen zur Abklärung Ihrer chronischen Beschwerden (Röntgen, MRT und CT zur Abklärung von Beschwerden am Bewegungsapparat wie z.B. Arthrose, Fehlstellungen, Verengungen etc. sowie einer sonographischen Untersuchung/Ultraschall bei z.B. Nieren- oder Gallensteinen und vielen anderen Erkrankungen der inneren Organe).

Setzen Sie sozusagen alle Hebel in Bewegung!!!

Alles kommt in Ihren neuen Ordner und wird akribisch genau abgeheftet und gepflegt.

Beschönigen Sie bei den verschiedenen Ärzten absolut nichts! Klagen Sie alle Ihre Beschwerden, Sie dürfen auch gerne etwas übertreiben, humpeln/hinken schadet nicht, wenn Sie sowieso Probleme mit dem Rücken, den Knien, der Hüfte oder den Füßen in Form von Arthrose, Rheuma, Fibromyalgie, Senk-, Spreiz- und Plattfüßen, einem Hallux valgus etc. haben.

Und als Frau bitte nicht unbedingt vor dem Arztbesuch die Haare waschen oder Make up auflegen, das wäre nicht sehr hilfreich. Das gilt auch für evtl. spätere Termine, wenn das Versorgungsamt Sie zum Medizinischen Dienst bzw. zum Vertrauensarzt schickt (kann, wenn auch sehr selten, mal vorkommen. Beim Antrag auf eine Erwerbsminderungsrente bei der Rentenversicherung ist das fast immer der Fall.

Erscheinen Sie bitte nicht, auch wenn dies im Normalfall bei Ihnen üblich ist, im modischsten Outfit. Denn wem es gesundheitlich nicht gut geht, der hat erfahrungsgemäß auch keine große Lust oder Kraft mehr, sich optisch aufzubrezeln!
Das weiß natürlich auch Ihr behandelnder Arzt. Hier bitte sehr gut aufpassen und vorsichtig sein.

Und dass Sie einen Grad der Behinderung bzw. den Schwerbehindertenausweis anstreben, würde ich bei Ihren behandelnden Ärzten erst einmal überhaupt noch nicht erwähnen. Das sagen Sie ihm noch früh genug.
Eher, dass Sie den Arztbrief benötigen, weil Sie eine Rehabilitationsmaßnahme/Kur beantragen wollen (was ja auch irgendwie stimmt), um Ihre Arbeitskraft zu erhalten bzw. wiederherzustellen. Das kommt bei den allermeisten Ärzten besser an und dabei werden sie Ihnen auch gerne behilflich sein. Ich kenne viele Ärzte, die gegenüber Patienten bereits voreingenommen sind, sobald sie Schwerbehindertenausweis

oder Erwerbsminderungsrente hören. Da läuten bei denen dann regelrecht die Alarmglocken. Warum, verstehe ich zwar auch nicht, denn es tut dem Arzt ja nicht weh, Ihnen zu helfen. Ich kannte mal einen Arzt, einen Orthopäden, um genau zu sein. Der sagte mir doch tatsächlich mal in einem privaten offenen Gespräch, dass so viele seiner Patienten kämen, nur weil sie einen Schwerbehindertenausweis haben wollen. Dazu meinte er dann, er hätte auch Knieberschwerden und hat auch keinen. Solch ein Arzt wird Ihnen dann nicht sehr behilflich sein, einen zeitlich aufwendigen und aussagekräftigen Arztbefund zu schreiben.

In so einem Fall, wenn Sie merken, er ist Ihnen nicht wohlgesonnen oder nicht bereit, Ihnen zu helfen, wechseln Sie am besten den Arzt.

Wenn Sie gleich mit der Tür ins Haus fallen und das Wort Schwerbehinderung erwähnen, wären Ihre angegebenen Beschwerden wahrscheinlich für diesen Arzt nicht mehr sehr glaubwürdig.

Und der Arztbrief soll ja ausführlich und detailliert sein, damit Sie möglichst bald an Ihr Ziel kommen. Also bitte unbedingt merken!!!

Also merke:
Sammeln Sie so viele „positive, brauchbare" Arztbefunde wie möglich und wie Sie von den verschiedenen Ärzten/Fachärzten/Kliniken/Reha-Einrichtungen/Therapeuten bekommen können.

Arztbriefe, die für Sie eher negativ wären, weil sie oberflächlich und nicht ausführlich gehalten sind, weil die Prognose zu gut ist oder weil falsche Diagnosen angegeben wurden, können Sie getrost aussortieren, weil die Ihnen eher schaden als nutzen.

Wenn Sie einen Arzttermin hinter sich gebracht haben, erwähnen Sie bitte noch beim Arzt im Untersuchungszimmer und zur Sicherheit nochmals bei seiner Arzthelferin, dass Sie auch noch zu anderen Fachärzten gehen werden, um Ihre Beschwerden abzuklären. Verlangen Sie IMMER(!!) einen ausführlichen Arztbrief, der alle relevanten Diagnosen, Ihre gesamten Beschwerden, Ihre daraus resultierenden täglichen Beeinträchtigungen sowie die verordneten Medikamente und verschriebenen Anwendungen beinhaltet. Verlangen Sie, dass Ihnen dieser Arztbrief in Kopie auch nach Hause geschickt wird. Die Praxis soll sich das bitte in Ihrer persönlichen Patienten-Akte vermerken. Das steht Ihnen nämlich zu. Lassen Sie sich nicht abwimmeln, dass ja Ihr Hausarzt einen Befundbericht bekommt. Sie können auch bei jedem Arzt immer neu entscheiden, welcher Ihrer behandelnden Ärzte einen Arztbrief erhalten soll. Wenn Sie es nicht wünschen, bekommt nicht einmal Ihr Hausarzt einen Arztbefund.

Fragen Sie am besten noch in der Praxis, wann Sie mit dem Befund rechnen dürfen. Warten Sie 1-2 Wochen und rufen Sie dann erneut in der Arztpraxis an, um daran zu erinnern, dass Sie den Arztbrief benötigen, weil Sie noch zu weiteren Fachärzten gehen müssen. Kontrollieren Sie, sobald Sie diesen Arztbrief in Händen haben, ob auch exakt alles, was für Sie relevant ist und was Sie mit dem Arzt besprochen hatten, ausführlich drin steht.

Machen Sie sich dazu nach **jedem** Arztbesuch Gesprächsnotizen und vergleichen Sie dann die Punkte genau mit dem Befund. Sollte der Arzt etwas vergessen oder falsch wiedergegeben haben, scheuen Sie sich bitte nicht, sofort in der Praxis anzurufen und dies zu monieren. Bitten Sie höflich um Korrektur und erklären Sie falls nötig nochmals, dass es für Ihren Antrag auf eine Reha dringend notwendig ist, dass Sie einen ausführlichen Arztbrief einreichen, der alle Ihre Beschwerden sowie die Prognose des Arztes beinhaltet.

Was viele Patienten auch noch immer nicht wissen, Sie haben natürlich auch das Recht auf Akteneinsicht in Ihre eigene Krankenakte, die der Arzt für Sie angelegt hat und in die er nach jedem Besuch Ihre Beschwerden/Erkrankungen sowie seine persönliche Einschätzung einträgt. Ebenso haben Sie ein Anrecht auf Kopien Ihrer Arztbefunde und Labordaten, die zwar kostenpflichtig, aber nicht teuer sein dürfen (übliche Kopiekosten).

Und bitte immer daran denken, je mehr Arztbriefe von vielen verschiedenen Ärzten/Fachärzten/Kliniken Sie haben, desto besser und glaubwürdiger!

Denn wenn Sie z.B. nur von Ihrem eigenen Hausarzt positive Arztbefunde haben, könnte man vielleicht davon ausgehen, dass er Ihnen einfach gefällig sein wollte oder Sie ihn persönlich kennen.

Kapitel 4
Worauf kommt es im „guten Arztbrief" an?
Was sollte drin stehen und was besser nicht?

Wie ich Ihnen bereits im letzten Kapitel geraten habe, prüfen Sie bitte immer ganz genau und akribisch, wenn Sie einen Arztbrief bekommen, ob der Inhalt der Wahrheit und Ihren Angaben an den Arzt entspricht. Prüfen Sie Wort für Wort genau:

- Sind wirklich ALLE Ihre geklagten Beschwerden/Krankheiten/Schmerzen/ psychischen Beeinträchtigungen ausführlich aufgezählt?
- Sind auch alle verschriebenen Rezepte, Verordnungen wie Krankengymnastik, Massagen, Physiotherapie; Überweisungen zu anderen Fachärzten und Spezialuntersuchungen erwähnt?

- Stimmen die angegebenen Behandlungszeiträume, in denen Sie bei den angegebenen Ärzten in Behandlung waren? (Immer auch nochmal selbst aufschreiben!)
- Wichtig sind die Diagnosen – stehen die alle ausführlich am Anfang des Arztbriefes unter Diagnosen aufgezählt? Wenn der Arzt etwas festgestellt hat, sollte nicht nur „Verdacht auf ..." da stehen. Denn dann ist die Krankheit noch nicht erwiesen. Stimmt die Zukunftsprognose? Die sollte im für Sie günstigsten Fall schlecht sein, denn ansonsten bekommen Sie die Anerkennung auf eine Schwerbehinderung wenn überhaupt nur befristet zuerkannt.

Manche Ärzte neigen in ihren Befundberichten dazu, wichtige Details wegzulassen, sei es aus Zeitmangel, Bequemlichkeit oder einfach Desinteresse.

Der Arzt bekommt ja für den normalen Arztbrief kein Geld extra, deshalb kann es immer von Vorteil sein, wenn Sie ihm als Dankeschön für seine freundlichen Bemühungen zwischendurch mal ein kleines Präsent mitbringen. Ich kenne keinen Arzt, der sich nicht darüber freuen würde.Viele Ärzte mögen es auch, einfach weil es ihnen ihre Arbeit sehr erleichtert und ihnen enorm Zeit spart, wenn Sie bereits zu Hause eine ausführliche Auflistung mit ihren Beschwerden und ganz wichtig auch den daraus resultierenden täglichen Beeinträchtigungen selbst vorbereiten. Diese Angaben bespricht er dann mit Ihnen und braucht sie nur noch in seinen Arztbrief zu übernehmen. Sagen Sie ihm einfach, dass Sie ihm damit etwas seine Arbeit erleichtern wollen, er Sie aber gerne anrufen kann, falls er noch Rückfragen hat oder etwas unklar sein sollte.

Ein kleiner, aber enorm wertvoller und zeitsparender Tipp:

Sie haben schon länger, vielleicht bereits seit vielen Jahren, den Verdacht auf eine bestimmte Erkrankung wie z.B. Arthrose in irgendeinem Gelenk, Gicht, Arthritis, Tinnitus, Restless-Legs-Syndrom, Fibromyalgie, Depression oder Angst- und Zwangsstörung etc. Sie haben dies mit Sicherheit bereits früher schon Ihrem behandelnden Arzt auch schon längst einmal mitgeteilt. Das Problem dabei könnte sein: der Arzt hat sich zwar alles angehört, aber Ihre Erkrankung nicht als Diagnose in die Krankenakte eingetragen. Da diese Erkrankung dann aber noch nicht offiziell bei Ihnen diagnostiziert wurde und somit auch noch nicht aktenkundig ist, zählt sie auch nicht und darf demzufolge auch leider nicht berücksichtigt werden.

Hier könnte Ihnen folgendes Vorgehen helfen:

Sie erwähnen jetzt bei Ihrem aktuellen Arzt, dass ein früherer Arzt bereits schon einmal eine gewisse Erkrankung bei Ihnen „im Verdacht gehabt hatte" (geben Sie auch das Jahr an, seitdem Sie die Beschwerden haben). Fragen Sie ihn, was er dazu meint und ob er dies so bestätigen könne.

Er wird, wenn Ihre schon länger bestehenden Beschwerden zu Ihrem Krankheitsbild passen und er es verantworten kann, diese Information wahrscheinlich gerne in seine eigenen Aufzeichnungen übernehmen, im Glücksfall als Befund in seinen Arztbrief schreiben und Sie haben die Diagnose schwarz auf weiß vorliegen und nur darauf kommt es letztendlich für Sie an.

Sie sollen natürlich auf keinen Fall den Vorsatz haben, falsche Diagnosen und Krankheiten anzugeben. Also geben Sie bitte nur die Erkrankungen an, die Sie auch wirklich haben. Denn nur vom Arzt diagnostizierte Krankheiten, die seit mindestens 6 Monaten bestehen, werden bei einem Grad der Behinderung berücksichtigt.

Je genauer Sie Ihre Beschwerden und die damit verbundenen Auswirkungen und Leiden auf Ihr tägliches Leben aufzählen, desto besser!

Das kann und soll auch ruhig einige Seiten lang sein. Scheuen Sie sich auch auf keinen Fall, vom Arzt einen neuen korrigierten Arztbrief zu verlangen, wenn etwas fehlen sollte oder Ihre Beschwerden verharmlost werden.
Hier einige Beispiele, um Ihnen zu verdeutlichen, wie enorm wichtig es ist genau aufzuzählen, wie sich Ihre Beeinträchtigungen auf Ihr tägliches Leben Auswirken können.

Wenn Sie beispielsweise Arthrose in den Fingern/Hand haben, haben Sie wahrscheinlich auch große Probleme, am PC zu tippen, mit der Hand zu schreiben, einen Wasserhahn und eine Flasche aufzudrehen, eine Tube auszudrücken, Knöpfe, einen BH oder einen Reißverschluss an Ihrer Kleidung zu öffnen und zu schließen; ein Gürtel oder Schnürsenkel an den Schuhen werden Ihnen Probleme bereiten. Im Haushalt sind Sie vielleicht nicht mehr fähig zum Kartoffel-/Gemüseschälen, zum Dosenöffnen, zum Türe aufschließen (den Schlüssel umdrehen), oder zum Fensterputzen. Sie können vielleicht den Föhn nicht mehr sicher in der Hand halten oder das Geschirr abtrocknen. Oder es fällt Ihnen etwas aus den Händen beim Einräumen in den Schrank. Selbst das Autofahren könnte Ihnen Probleme bereiten (Lenkrad halten).

Das sind nur einige Auswirkungen von einer Arthrose-Erkrankung der Finger und des Handgelenkes. Dazu kommen oft dauerhafte Schmerzen und eine fortschreitende Steifheit dazu.

Die Feinmotorik funktioniert nicht mehr und auch die Kraft lässt nach.

Sie sehen, wie ausführlich eine Beschreibung aussehen sollte, um z.B. dem Versorgungsamt plausibel näherzubringen, warum Sie einen Grad der Behinderung und/oder den Schwerbehindertenstatus beantragen.

Wenn Sie unter chronischen Rücken-, Knie- oder Hüftschmerzen leiden, sind Sie vielleicht auch nicht mehr in der Lage, Rad zu fahren oder zu Fuß zum Einkaufen zu gehen. Auch kurze Spaziergänge sind Ihnen vielleicht schon zu anstrengend oder gar unmöglich.

Wenn Sie chronische Kopfschmerzen/Migräne haben, werden Sie mit Sicherheit vielleicht auch unter Schwindelattacken und/oder Übelkeit leiden, was es Ihnen schwer bis unmöglich macht, zur Arbeit zu gehen oder am täglichen Leben außerhalb des eigenen Hauses teilzunehmen. Dies alles sind erhebliche Einschränkungen, unter denen Sie leiden können und die mit einem GdB gewürdigt werden.

Noch schlimmer wäre es, wenn Sie unter Angst- und Panikattacken oder einer Zwangsstörung leiden würden. Bei diesen Erkrankungen ist es den Patienten meistens überhaupt nicht mehr möglich, das Haus zu verlassen oder soziale Kontakte und Freundschaften zu pflegen.

Wenn Sie bei einer Zwangsstörung stundenlang nachprüfen müssen, ob auch wirklich alle Türen und Fenster zu Hause abgeschlossen und der Herd und andere Elektrogeräte ausgeschaltet sind, dann sind Sie psychisch gar nicht mehr in der Lage, in die Arbeit zu fahren. Viele Patienten kehren auch mitten auf dem Weg zur Arbeit wieder um, weil sie nicht mehr wissen, ob auch alles abgeschlossen und ausgeschaltet ist. Wenn Sie unter einem Restless-Legs-Syndrom (Kribbeln in den Beinen), chronischen Schmerzen oder an einer Depression etc. leiden, grübeln Sie vielleicht stundenlang in der Nacht, können nicht schlafen vor Schmerzen und sind am Tag so übermüdet, dass Sie eigentlich zu nichts mehr zu gebrauchen sind.

Arbeiten kann man jedenfalls in solch einem Zustand nicht mehr und sollte es auch nicht.

Es gibt leider nicht wenig Ärzte, die absolut unbrauchbare Arztbriefe hervorbringen, sei es, dass sie Ihre Beschwerden verharmlosen, nur ganz wenig schreiben oder Ihnen eine zu günstige Prognose für Ihre Krankheiten/Beschwerden geben.

Sie merken irgendwann auch schnell selbst, wenn Sie bei einem Arzt einen Untersuchungstermin haben, ob er Ihnen und Ihren Plänen positiv gegenübersteht oder nicht. Solch einen für Sie eher nachteiligen Arztbefund können Sie eigentlich nur zerreißen und zum nächsten Arzt gehen.

Dort erwähnen Sie aber bitte nicht den Besuch bei dem vorherigen unkooperativen Kollegen, da ansonsten gleich der Befund von dort angefordert werden würde.

Der neue Arzt wäre in diesem Fall bereits voreingenommen Ihnen gegenüber.

Sie streben eine Reha an, um Ihre Arbeitsfähigkeit zu erhalten!

Das hören alle Ärzte gerne. Sammeln Sie also immer fleißig Ihre diversen Arztbriefe wie kleine Schätze sauber und ordentlich in Ihrem Ordner. Es reicht leider nicht aus, wenn Sie nur einige wenige Arztbriefe vorweisen. Auch für das Versorgungsamt wäre es wenig glaubhaft. Denn wenn Sie schon länger chronisch krank sind, müssen Sie wirklich in regelmäßigen Abständen (jedes Quartal!!) immer wieder zu Ihren verschiedenen Ärzten gehen und Ihre Schmerzen und Beschwerden klagen und vor allem immer wieder betonen, dass Ihre Beschwerden nicht besser, sondern eher schlechter geworden sind und vielleicht sogar noch neue dazu kamen (natürlich nur wenn es auch stimmt). Selbst wenn es Ihnen zwischendurch mal kurz besser gehen sollte, beim Arzt sollten Sie immer jammern.

Lassen Sie sich Rezepte, Verordnungen wie Massagen, Physiotherapie, Krankengymnastik, Fango, Reizstrom (TENS) usw. regelmäßig verschreiben und gehen da auch bitte hin.

Die Verordnungen, bevor Sie diese abgeben, bitte immer für Ihre eigenen Unterlagen kopieren und im Ordner abheften.

Eventuell müssen und sollten Sie auch mal eine Reha-Maßnahme antreten (3-4 Wochen), die spätestens dann wichtig wird, wenn Sie auch vorhaben, irgendwann noch die Erwerbsminderungsrente zu beantragen.

Aber zu diesem Thema gehe ich ausführlicher in meinem nächsten Ratgeber ein, der demnächst erscheinen wird.

Übrigens können Sie eine Rehabilitationsmaßnahme auf eigenen Wunsch selbstverständlich immer auch ambulant und in Wohnortnähe durchführen.

Das heißt, Sie gehen an 5 Tagen von Montag bis Freitag jeweils morgens in die Rehaklinik und fahren nachmittags wieder nach Hause.

Die Fahrtkosten sowie das Mittagessen werden Ihnen vom Rentenversicherungsträger (wenn Sie berufstätig sind) bzw. von Ihrer Krankenkasse (wenn Sie nicht arbeiten) zuverlässig erstattet.

In unserem Fall soll das Versorgungsamt sehen, dass Ihre Krankheiten/Beschwerden, obwohl Sie alles machbare versucht haben, nicht besser wurden, sondern sich sogar verschlechterten (wenn es so ist). Die Prognose sollte nicht positiv sein, denn sonst erhalten Sie den Grad der Behinderung mit großer Sicherheit nur befristet. Und das sollte nicht Ihr Ziel sein.

Sie sind also in der Reha, genießen die Anwendungen wie Schwimmen, Gymnastik, Geräte, Gespräche, die Ruhe, das gute Essen und die Entspannung usw.

Das soll auch so sein. Das haben Sie sich verdient und das tut Ihnen gut. Ungefähr nach 1-2 Wochen finden **immer** ein Gespräch und eine Zwischenuntersuchung in der Rehaklinik beim sogenannten Badearzt statt.

Jetzt müssen Sie aber sehr vorsichtig sein und extrem aufpassen!!

Sie werden bereits, noch bevor der Arzt Sie begrüßt hat, anhand Ihrer Erscheinung, Ihres Gangbildes und des Allgemeinzustandes vom ihm begutachtet werden. Mancher Arzt steht sogar im Flur vor dem Untersuchungszimmer, nur um zu sehen, wie gut Sie zu Fuß sind. Das wird auch genauso in seinem Zwischenbericht stehen.

Dann befragt er Sie ganz nebenbei, wie es Ihnen so geht, ob sich Ihre Beschwerden seit den Anwendungen in der Reha etwas gebessert haben usw. Auch wird er Sie untersuchen, z.B. mit Übungen, wie beweglich Sie aktuell sind und ob die Bewegungen schmerzhaft sind.

Wenn Sie beispielsweise unter chronischen Rücken-, Knieproblemen oder anderen orthopädischen Beschwerden leiden und jetzt auf einmal beweglich sind und keine Schmerzen signalisieren, wäre das für Ihre Zwecke ganz kontraproduktiv.

Sollte Ihnen solch ein Fehler tatsächlich passieren, versuchen Sie das bitte bei der Abschlussuntersuchung kurz vor Ende der Reha wieder auszubügeln.

Eine solche Reha-Maßnahme kann natürlich, gerade wenn Sie unter chronischen Schmerzen des Bewegungsapparates leiden, erfahrungsgemäß kurzzeitig Besserung und auch Schmerzfreiheit bringen. Meistens verschlechtert sich der Zustand aber nach der Kur ganz schnell wieder. Dann ist die Reha aber für Sie gelaufen. Also wenn Sie den Schwerbehindertenausweis (und danach evtl. auch die Erwerbsminderungsrente) vorhaben zu beantragen und diese 3-4

Wochen nicht umsonst gewesen sein sollen, jammern Sie am besten schon bei der Zwischenuntersuchung und dann wieder bei der Abschlussuntersuchung, dass Ihnen alles so weh tut, sie anstrengt und Sie keine Besserung Ihrer Beschwerden feststellen können. Und denken Sie daran, wenn Sie schon Schmerzen haben und zum Kurarzt gehen, dann hinken Sie vielleicht besser und bei der Untersuchung stöhnen Sie, weil es Ihnen vielleicht weh tut, wenn der Arzt Ihre Gliedmaßen bewegt. Sie sollen nicht lügen, aber eine kurzzeitige Besserung auch nicht zu euphorisch sehen. Auch sollen Sie keinesfalls die Zähne vor Schmerzen zusammenbeißen, um dem Arzt zu zeigen, dass es Ihnen besser geht. Ich glaube, Sie wissen jetzt selbst, worauf es ankommt. Sagen Sie, wenn es so ist, dem behandelnden Arzt auch ruhig, Sie hätten große Angst, dass Sie Ihr Arbeitspensum und die täglichen Belastungen am Arbeitsplatz nicht mehr schaffen werden. Wenn es psychische Probleme gibt oder Sie am Arbeitsplatz unter einer Mobbingsituation zu leiden haben, auf keinen

Fall verschweigen. Stellen Sie sich etwas naiv und fragen Sie den Arzt auch ruhig, was mit Ihnen am Arbeitsplatz passieren wird, wenn Sie auch in Zukunft weiter viele Arbeitsausfälle haben werden und Ihre Leistung nicht stimmt. Erwähnen Sie auch, dass Sie große Angst vor einer Kündigung Ihres Arbeitsverhältnisses haben. Wenn der Arzt nicht ganz desinteressiert ist, wird er Ihnen jetzt vielleicht sagen, dass es auch noch die Möglichkeit einer Erwerbsminderungsrente gibt. Das schnappen Sie natürlich gleich interessiert auf und bitten ihn, dass er dies als Empfehlung auch in seinen Abschlussbericht schreiben möchte. Er soll bitte auch erwähnen, dass Sie im besten Fall gar nicht mehr arbeitsfähig (unter 3 Stunden tgl.) sein werden und er deshalb für Sie die volle Erwerbsminderungsrente befürwortet. Das wäre sehr gut für Sie, falls Sie die Erwerbsminderungsrente anstreben. Denn bevor Sie die kriegen, wird fast immer zuvor mindestens eine Rehabilitationsmaßname verlangt.

So schlagen Sie zwei Fliegen mit einer Klappe, denn die haben Sie ja gerade absolviert.

Erwähnen Sie bei der Abschlussuntersuchung, dass Sie auch für Ihre Unterlagen eine Kopie des Arztbefundes haben wollen.

Ansonsten schickt die Rehaklinik diesen Abschlussbericht nur an den Rentenversicherungsträger, der diese Maßnahme auch bezahlt hat und der natürlich hofft, dass sich Ihr Gesundheitszustand gebessert hat, damit Sie wieder arbeitsfähig sind. Die Rentenversicherung hat natürlich ein berechtigtes Interesse daran, dass Sie noch möglichst lange arbeiten gehen und in die Rentenkasse einzahlen können.

Wenn also dieser Arztbericht von der Rehaklinik so ausfällt, dass die Prognose für Ihre Gesundheit gut ist, werden Sie diesen Bericht weder für Ihren Antrag auf Erteilung eines Grades der Behinderung verwenden können noch wird er Ihnen helfen, wenn Sie im Anschluss daran vorhaben, auch noch die Erwerbsminderungsrente zu beantragen.

Sollte also dieser Abschlussbefund negativ für Sie sein, können Sie nur noch versuchen, eine zusätzliche Reha wegen evtl. vorliegender psychischer Probleme verordnet zu bekommen.

Den Antrag auf eine Erwerbsminderungsrente müssen Sie nämlich auch bei Ihrer Rentenversicherung stellen, und die haben ja bereits Ihre Daten von der Reha in Form eines ausführlichen Arztbefundes vorliegen. Also, Sie sehen, wie enorm wichtig solche brauchbaren Arztbriefe für Sie und Ihre weiteren Pläne sind.

Wenn Sie also den Entlassungsbrief der Klinik in Händen haben, kontrollieren Sie diesen ganz genau!! Wenn nur etwas fehlt oder falsch wiedergegeben wurde, reklamieren Sie sofort und verlangen Sie eine Korrektur und einen neuen Entlassungsbrief. Dieser muss auch unbedingt erneut an die Rentenversicherung geschickt werden. Das sollten Sie dann auch sicher kontrollieren!

Kapitel 5
Plausible Auflistung Ihrer gesamten Beschwerden –
Wie mache ich das richtig?
Hier eine kleine Hilfestellung für Sie

Sie beginnen mit einer Liste, in die Sie wirklich ALLE Ihre großen und kleinen Wehwehchen, Beschwerden, Schmerzen, Beeinträchtigungen, egal ob akut oder chronisch, psychisch oder physisch, aufschreiben werden. Ich gebe Ihnen diese Hilfestellung nicht, damit Sie Beschwerden neu dazu erfinden. Aber die Erfahrung zeigt, dass man tatsächlich oft gerade in Stresssituationen oder wenn sich Beschwerden kurzzeitig bessern, wichtige Angaben vergisst. Wenn Sie die dann nachreichen würden, nachdem Sie Ihren Antrag bereits gestellt haben, wäre das nicht so günstig und auch wenig glaubhaft. Deshalb sollten Sie sich lieber gleich am Anfang alle erdenkliche Mühe geben.

Fangen Sie dabei systematisch am Kopf an (z.B. Kopfschmerzen, Augenprobleme, Schwindel, HNO, also Hals, Nase, Ohren usw.) und gehen Sie Schritt für Schritt bis zu Ihren Füßen. Vergessen Sie Ihre inneren Organe wie Herz, Lunge, Leber, Galle und Nieren (mögliche Steinleiden wie Nieren- oder Gallensteine) Magen (Gastritis, Geschwür, Sodbrennen), Darm (Reizdarm, Unverträglichkeiten, chronische Entzündung), sowie mögliche Allergien und ganz extrem wichtig psychische Erkrankungen (Depression, Angst- und Panikstörung, Panikattacken, Zwangsstörungen, Agoraphobie, Psychosen, innere Unruhe, Mobbing, Alkohol-, Medikamenten und/oder Drogenmissbrauch), extrem starke Menstruation (Eisenmangelanämie), Schlafstörungen, chronische Erschöpfung nicht. Auch eine vorangegangene Scheidung, ein Arbeitsverlust oder eine andere Lebenskrise sollten Sie hier nicht verschweigen. Dann gehen Sie zuerst zu Ihrem Hausarzt sowie mit Überweisung auch zu diversen Fachärzten und lassen sich zur Abklärung Ihrer Beschwerden zum Röntgen, Computertomographie (CT), MRT, Lungenfunktionstest, Belastungs-EKG, EEG (bei Schwindel) überweisen. Auch ein großes Blutbild sollte einmal gemacht werden. Sie müssen alle Ihre Beschwerden nämlich belegen können. Aus Ihren Beschwerden sollten nach diversen ärztlichen Untersuchungen (auch apparativ) vom Arzt diagnostizierte Krankheiten werden.

Jeder kann behaupten, dass er irgendwelche gesundheitlichen Beschwerden hat, aber das beweist noch nichts und das hilft Ihnen leider auch nicht. Sie benötigen aussagekräftige Diagnosen!!

Oft verbreitet sind z.B. chronische HWS-, BWS-, LWS-Beschwerden, Arthrose in allen möglichen Gelenken wie Füßen, Knien, Händen und Fingern, Hüfte usw. Schulterschmerzen rühren oft von Kalk in der Schulter her. Beim Impingementsyndrom gibt es eine schmerzhafte Verengung und die Bewegung ist eingeschränkt.

Es gibt schmerzhafte Fußfehlstellungen wie Hallux valgus, Senk-, Platt- und Spreizfuß usw.

Auch ein Eisenmangel (Anämie) und eine Funktionsstörung der Schilddrüse machen gesundheitliche Probleme und lassen sich über ein Blutbild (extra verlangen!) herausfinden.

Psychische Probleme, die in unserer heutigen Zeit weit verbreitet sind, z.B. durch Mobbing und Bossing, Überlastung, Doppelbelastung (Familie, Kinder und Beruf), Alleinerziehung der Kinder nach Scheidung, Burn out, Stress, Trauer manifestieren sich irgendwann und enden nicht selten in einer Depression, Angst- und Panikstörung, Psychose, Zwangserkrankung sowie in einer Alkohol- und Drogensucht oder Medikamentenabhängigkeit. Bei Alkohol und/oder Drogensucht erhalten Sie meistens sofort einen höheren Grad der Behinderung zuerkannt, den allerdings nur befristet. Hier wird erwartet, dass Sie eine Entzugs-Therapie beginnen.

Wenn Sie z.B. Fuß-, Knie-, Hüft- oder Rückenbeschwerden haben, haben Sie auch meistens Probleme beim Gehen, Treppensteigen, Einkaufen gehen usw. und können oft nicht mehr an

Veranstaltungen/Freizeitaktivitäten teilnehmen.

Wenn Sie unter Kopfschmerzen/Migräne leiden, haben Sie in der Regel auch mit Übelkeit, Erbrechen, Lichtempfindlichkeit, Schwindel zu kämpfen.

Meine Auflistung soll Sie natürlich nicht dazu ermuntern, Beschwerden zu erfinden. Aber Sie sollen an meinen Beispielen sehen, welche und wie viele Auswirkungen Schmerzen und Beschwerden auf Ihr tägliches Leben haben können und welche oftmals enormen Beeinträchtigungen damit verbunden sein können.

Genauso penibel müssen auch Sie selbst bei allen Beschwerden und Erkrankungen, die Sie angeben, vorgehen.

Sie bekommen nämlich keinen Grad der Behinderung, weil Sie eine gewisse, vielleicht sogar schwere Erkrankung haben, selbst wenn diese sicher diagnostiziert wurde, sondern vielmehr weil Sie unter den Auswirkungen einer Erkrankung leiden.

Schreiben Sie sich deshalb immer alle Ihre leichteren und stärkeren Beschwerden zeitnah auf und vergessen Sie nicht, was diese für Auswirkungen auf Ihr tägliches Leben haben. Ein Beispiel: wenn Sie unter Depressionen oder Panikattacken leiden, haben Sie wahrscheinlich auch Angst, unter Menschen zu gehen. Sie haben Schlafprobleme, liegen stundenlang wach und sind deshalb am Tage extrem müde und erschöpft und nicht mehr voll leistungsfähig.

Wenn Sie unter einem Restless-Legs-Syndrom leiden, kribbeln Ihre Beine oft auch gerade, wenn Sie sitzen oder im Bett liegen, weshalb Sie nie richtig zur Ruhe kommen können.

Eine Zwangsstörung mit Kontrollsucht lässt Sie viele Stunden am Tag damit beschäftigt sein, zu prüfen, ob zum Beispiel der Herd oder das Bügeleisen ausgeschaltet und alle Fenster und Türen abgeschlossen sind usw.

Das kann sogar so weit gehen, dass Sie auf dem Weg zur Arbeit x-mal wieder umkehren müssen, weil Sie nicht mehr wissen, ob im Haus/Wohnung auch alle Geräte ausgeschaltet sowie die Fenster und Türen abgeschlossen sind. Mit solch einer Störung sind Sie eigentlich nicht mehr arbeitsfähig. Die Steigerung wäre, dass Sie überhaupt nicht mehr fähig sind, Ihre Wohnung/Haus noch zu verlassen (Angst- und Zwangsstörung, Agoraphobie etc.).

Auch eine oft immer noch nicht ganz ernst genommene Erkrankung ist die Fibromyalgie, auch unter der Bezeichnung Weichteilrheumatismus bekannt.
Hierbei schmerzt der gesamte Körper. Diese Krankheit ist auch labortechnisch leider nicht nachzuweisen, einzig durch Triggerpunkte, die schmerzen, wenn der Arzt darauf drückt.
Viele Hausärzte sowie auch Orthopäden belächeln Patienten noch, wenn sie einen Verdacht in diese Richtung äußern.

Es gibt aber an Universitätskliniken in größeren Städten wie z.B. auch in München bereits Ärzte, die sich mit dieser Krankheit befassen und Patienten mit diesem Krankheitsbild betreuen. Vielerorts werden ambulante Rehagruppen (3-4 Wochen) gebildet, die oft schnell ausgebucht sind (Krankenkasse zahlt). Es lohnt sich auf jeden Fall, sich bei einem entsprechenden Verdacht an Universitäts-Kliniken mit darauf spezialisierten Ärzten und Abteilungen zu wenden und sich zu informieren.

Die charakteristischen Symptome einer Fibromyalgie (von lateinisch fibra, „Faser" und griechisch μυς mys „Muskel" und άλγος álgos „Schmerz") sind u.a.

- Ausdauernder Schmerz
- Müdigkeit
- Abgeschlagenheit
- Morgensteifigkeit
- Reizdarm (Colon irritabile)
- Angstzustände
- Depression
- Kopfschmerzen

Kapitel 6
Schwerbehindertenausweis befristet oder unbefristet?

Es sind beide Varianten möglich.

Eine Besonderheit ist, dass zum Beispiel alkohol- und drogenkranke Menschen gleich einen höheren Grad der Behinderung erhalten, dafür aber in den meisten Fällen befristet. In dieser Zeit wird von ihnen erwartet, dass eine Therapie (Entzug) in einer dafür spezialisierten Einrichtung/Klinik erfolgt. Auch schwerkranke Menschen, selbst mit einem Krebsleiden, erhalten in der Regel nur eine Befristung bis zur Genesung.

Bei chronischen Erkrankungen kommt es sehr stark auf die ärztliche Prognose an. Wenn sich laut Arztbefund Ihre Beschwerden/Krankheiten die letzten Jahre immer weiter verschlechtert haben und die Zukunftsprognose nicht so günstig ist, werden Sie mit großer Wahrscheinlichkeit, wenn auch nicht beim ersten Mal, so aber mit hoher Sicherheit beim zweiten Anlauf einen unbefristeten Schwerbehindertenausweis erhalten.

Sie können beispielsweise unter starken Schmerzen bei einer unheilbaren Arthrose leiden und Ihr Antrag wird ganz abgelehnt. Auch das passiert.

Dann könnten Sie an einer psychischen Erkrankung leiden, die oft überhaupt nicht nachzuweisen ist, und erhalten sofort einen höheren Grad der Behinderung. Das ist für Außenstehende total unverständlich und erscheint auch ungerecht gegenüber denjenigen, die unter starken Schmerzzuständen leiden.

Aber meine langjährige Erfahrung zeigt, dass Sie tatsächlich für ein psychisches Leiden schneller einen höheren Grad der Behinderung erhalten werden als beispielsweise für chronische Schmerzen.

Also denken Sie immer beim Arztbesuch daran, dass auch gerade solche psychischen Beeinträchtigungen im Arztbrief mit aufgezählt werden, wenn Sie darunter leiden.

Das darf Ihnen keinesfalls peinlich sein.

Bitte haben Sie hier keine falsche Scham!

In unserer heutigen stressigen Zeit leiden sehr viele Menschen aller Altersklassen an den unterschiedlichsten psychischen Erkrankungen. Ein erster Schritt ist, diese zu erkennen und für sich selbst zu akzeptieren. Der nächste Schritt wäre, sich bei darauf spezialisierten Fachärzten/Kliniken ambulant und/oder stationär Hilfe in Form von Medikamenten, einer Therapie oder einem stationären Aufenthalt zu holen. Wenn auch Sie persönlich betroffen sein sollten, lassen Sie sich bitte helfen, denn die Chancen, die Krankheit zu besiegen bzw. mit medikamentöser oder therapeutischer Unterstützung in den Griff zu kriegen, sind heutzutage sehr gut.

Kapitel 7
Antrag auf einen Grad der Behinderung – Worauf kommt es wirklich an?

Jetzt ist es endlich soweit und Sie stellen Ihren Antrag!

In der Vorgeschichte haben Sie fleißig Arztbriefe gesammelt, evtl. eine Reha und vielleicht noch eine Psychotherapie besucht, viele gesundheitsfördernde Maßnahmen wie Massagen, Krankengymnastik, Strom, Fango, Schwimmen, Gymnastikkurse absolviert und ganz konsequent alle Unterlagen, Atteste, Arztbriefe in Ihrem Ordner abgeheftet. All das hilft Ihnen jetzt und wird Ihnen Ihre Arbeit ungemein erleichtern.

Lassen Sie sich den Blanko-Antrag auf Erteilung eines Grad der Behinderung entweder per Post zusenden oder drucken ihn im Internet selbst zu Hause aus (über die Seite des Versorgungsamtes Ihres Bundeslandes). Geben Sie darin wirklich alle Ihre Krankheiten und Beschwerden (vom Arzt diagnostiziert und im Arztbrief auch erwähnt!) der Reihe nach in dem Formular an. Beginnen Sie immer zuerst mit den schwersten Erkrankungen ganz oben. Vergessen Sie auch bitte nicht, im Formular Ihre jeweils behandelnden Ärzte anzugeben. Das Versorgungsamt wird mit größter Wahrscheinlichkeit einige dieser Ärzte nochmals selbst anschreiben und um Auskunft über Ihre Krankheiten bzw. Ihres Gesundheitszustandes bitten. Dieses Procedere wird gemacht, obwohl Sie bereits mit dem Antrag alle Arztbriefe eingereicht haben. Also bitte auf gar keinen Fall selbständig einen Arztbrief ändern, selbst wenn Ihnen ein Fehler auffällt, den der Arzt gemacht hat. Immer einen korrigierten Arztbrief verlangen. Das Amt wird dann die von Ihnen eingereichten Arztbriefe mit den selbst angeforderten Befunden abgleichen.

Am Anfang des Antragformulars taucht oben im Feld die Frage auf, welchen Grad der Behinderung Sie beantragen wollen. Ich würde aus Erfahrung dazu raten, das Feld im ersten Antrag erst einmal frei zu lassen und den Sachbearbeiter beim Versorgungsamt selbst ausfüllen zu lassen. Sollte im Bescheid dann nicht der gewünschte Grad der Behinderung zuerkannt worden sein, können Sie ganz ohne Probleme immer noch innerhalb von 4 Wochen einen Widerspruch mit einer Begründung machen, der Sie nichts kostet. In etwa 50% der Fälle ändert sich der Bescheid dadurch zu Ihren Gunsten. Andernfalls können Sie immer nach 6 Monaten einen neuen Antrag auf Verschlechterung, möglichst mit wieder neuen brauchbaren Arztbefunden stellen.

Lesen Sie sich den Ablehnungsbescheid bitte ganz genau und Punkt für Punkt durch, ob auch alle Ihre im Antrag und in Ihren Arztbefunden angegebenen Krankheiten und die dadurch bedingten Einschränkungen auf Ihr tägliches Leben berücksichtigt wurden.

Ich würde auf einen ablehnenden Bescheid immer einen Widerspruch einlegen und diesen gut begründen (siehe dazu Kapitel 13 mit Musterbriefen).

Kapitel 8
Positiver Bescheid für einen GdB
So könnte Ihr Bescheid aussehen

Wenn Ihr Antrag auf einen Grad der Behinderung erfolgreich war, bekommen Sie nach einigen Wochen bis wenigen Monaten Post vom Versorgungsamt. Dieser Bescheid (hier anonymisierter Bescheid) sieht dann folgendermaßen aus:

Sehr geehrte/r Frau/Herr Mustermann,

auf Ihren Antrag vom …..………………, eingegangen am ………., erlassen wir nach § 69 Sozialgesetzbuch – Neuntes Buch – (SGB IX) folgenden

Bescheid

Eine Behinderung im Sinne des § 2 SGB IX wird festgestellt.

Das Ausmaß dieser Behinderung ergibt sich aus dem Grad der Behinderung (GdB).

Der GdB beträgt:

$\boxed{30}$

Eine dauernde Einbuße der körperlichen Beweglichkeit liegt vor.

Seite 2 des Bescheids

Begründung

Der GdB wurde nach der versorgungsärztlichen Auswertung aller dokumentierten medizinischen Befunde beurteilt. Die Beurteilung richtet sich nach den „Versorgungsmedizinischen Grundsätzen" (siehe Punkt 1 der Anlage „Beurteilungsgrundlagen im Schwerbehindertenrecht".

Nach den vorliegenden ärztlichen Unterlagen liegen der versorgungsärztlichen Beurteilung zufolge nachstehende Gesundheitsstörungen vor:

1. …..................
   (Einzel-GdB: 20)
2. …..................
   (Einzel-GdB: 20)
3. …..................
   (Einzel-GdB: 10)
4. …..................
   (Einzel-GdB: 10)
5. ....
   (Einzel-GdB: 10)
6. ....
   (Einzel-GdB: 10)
7. ....
8. ....
   (Einzel-GdB: 10)

Diese Gesundheitsstörungen bedingen einen Gesamt-GdB von 30.

Die Ermittlung des Gesamt-GdB erfolgt nicht durch ein Zusammenzählen der Einzelgrade; es wird vielmehr eine Gesamtwürdigung aller Gesundheitsstörungen unter Berücksichtigung ihrer Auswirkungen aufeinander vorgenommen. Einzelheiten zur Bildung des Gesamt-GdB können Sie in der Anlage „Beurteilungsgrundlagen im Schwerbehindertenrecht" (unter 2.) entnehmen.

Seite 3 des Bescheids:
Aus den beigezogenen medizinischen Unterlagen ergibt sich folgendes:
Wir haben Unterlagen von Dr. ….. und Dr. ….....bei der Entscheidungsfindung berücksichtigt. Bei der Auswertung ergab sich, dass die bei Ihnen vorliegenden Behinderungen noch nicht dem Gesamtleidenszustand eines schwerbehinderten Menschen gleichzusetzen sind.

Ausweis

Einen Schwerbehindertenausweis können wir Ihnen nicht ausstellen, weil der GdB unter 50 liegt.

Sie erfüllen jedoch die gesundheitlichen Voraussetzungen für die Steuervergünstigung nach § 33b Einkommenssteuergesetz (EStG) in Form eines Freibetrages bei der Lohn- oder Einkommenssteuer. Zur Vorlage beim Finanzamt erhalten Sie beiliegende Bescheinigung.

Hinweise für Berufstätige Behinderte mit einem GdB von weniger als 50, aber mindestens 30, können gemäß §2 Absatz 3 SGB IX im Arbeitsleben einem schwerbehinderten Menschen gleichgestellt werden.
Voraussetzung ist, dass sie wegen der Behinderung ohne die Gleichstellung keinen geeigneten Arbeitsplatz erlangen oder behalten können.
Die Gleichstellung müssten Sie bei der Agentur für Arbeit beantragen.

Die Gleichstellung ist für den besonderen Kündigungsschutz und für Leistungen des Integrationsamtes zur begleitenden Hilfe im Arbeitsleben von Bedeutung.

Rechtsbehelfsbelehrung

Gegen diesen Bescheid können Sie innerhalb eines Monats nach der Bekanntgabe Widerspruch erheben. Der Widerspruch ist schriftlich oder zur Niederschrift beim Zentrum Bayern Familie und Soziales - Region ….. oder auch bei jeder anderen Dienststelle des Zentrums Bayern …....................zu erheben. Die Frist gilt auch dann als gewahrt, wenn Ihre Widerspruchsschrift bei einer anderen inländischen Behörde oder bei einem Versicherungsträger oder bei einer deutschen Konsularbehörde eingegangen ist.

Die Widerspruchseinlegung in elektronischer Form (z.B. durch E-Mail) ist unzulässig.

Ende des Bescheids

Wenn Ihnen jetzt der vom Versorgungsamt festgestellte GdB nicht gerecht und ausreichend erscheint, können und sollen Sie auch einen ausführlich begründeten Widerspruch einlegen.

In den Kapiteln 12 und 13 erkläre ich Ihnen genau, wie Sie das am besten tun und vor allem, wie Sie einen eventuellen Widerspruch auch sinnvoll begründen.

Dazu biete ich Ihnen Musterbriefe an, die Sie gerne für Ihren Widerspruch übernehmen können.

Vergessen Sie bitte in der Aufregung nur nicht, meine angegebenen fiktiven Namen wegzulassen und Ihre eigenen Daten in den Brief einzufügen.

Kapitel 9
Positiver Bescheid für den Schwerbehindertenausweis
So könnte Ihr Bescheid aussehen

Wenn Sie Ihr großes Ziel endlich erreicht haben, sieht der Bescheid (hier ein anonymisierter Bescheid auf einen Widerspruch) folgendermaßen aus:

Sehr geehrte/r Frau/Herr Mustermann,

auf Ihren Antrag vom ………….., eingegangen am……….., erlassen wir nach §48 Abs.1 Sozialgesetzbuch – Zehntes Buch-(SGB X) i.V.m.§69 Sozialgesetzbuch – Neuntes Buch – (SGB IX) folgenden

Änderungsbescheid

Für die bei Ihnen vorliegende Behinderung beträgt der Grad der Behinderung (GdB) ab dem ……….

Die gesundheitlichen Voraussetzungen für die Merkzeichen – G, aG, B, Bl, H, RF, 1.Kl., GI –liegen nach Art und Ausmaß der Behinderung nicht vor.

Begründung

Soweit in den tatsächlichen oder rechtlichen Verhältnissen, die beim Erlass eines Bescheides mit Dauerwirkung vorgelegen haben, eine wesentliche Änderung eintritt, ist gemäß §48 Abs.1 SGB X der Bescheid aufzuheben und eine neue Feststellung zu treffen.

Seite 2 des Bescheids
Die gesundheitlichen Verhältnisse, die dem Bescheid vom ………zugrunde lagen, haben sich durch die Zunahme des Ausmaßes der Behinderung wesentlich geändert. Deshalb ist ein höherer GdB festzustellen.

Nach den vorliegenden ärztlichen Unterlagen liegen der versorgungsärztlichen Beurteilung zufolge nachstehende Gesundheitsstörungen vor:

1. ……………………………….
   (Einzel-GdB: 20)
2. ……………………………….
   (Einzel-GdB: 30)
3. ……………………………….
   (Einzel-GdB: 10)
4. ……………………………….
   (Einzel-GdB: 20)
5. ……………………………….
   (Einzel-GdB: 20)
6. ……………………………….
    (Einzel-GdB: 10)
7. ……………………………….
   (Einzel-GdB: 10)

Diese Gesundheitsstörungen bedingen einen Gesamt-GdB von 50.

Die Ermittlung des Gesamt-GdB erfolgt **nicht** durch ein Zusammenzählen der Einzelgrade; es wird vielmehr eine Gesamtwürdigung aller Gesundheitsstörungen unter Berücksichtigung ihrer Auswirkungen aufeinander vorgenommen. Einzelheiten zur Bildung des Gesamt-GdB können Sie der Anlage „Beurteilungsgrundlagen im Schwerbehindertenrecht" (unter 2.) entnehmen.

Aus den beigezogenen medizinischen Unterlagen ergibt sich folgendes:
Die dokumentierten Gesundheitsstörungen erlauben die Erhöhung des GdB im beantragten Ausmaß. Ihrem Antrag kann deshalb in vollem Umfang entsprochen werden.

Seite 3 des Bescheids

Ausweis

Gemäß §69 Abs.5 SGB IX in Verbindung mit § 1 Abs. 1 Schwerbehindertenverordnung stellen wir Ihnen einen

Schwerbehindertenausweis

mit unbefristeter Gültigkeit aus.

Sie können damit die derzeitige Schwerbehinderteneigenschaft sowie das Recht auf Inanspruchnahme bestimmter Nachteilsausgleiche nachweisen.

Der Ausweis kann von Ihnen oder von einem Bevollmächtigten bei der
Stadt……………..

abgeholt werden.

Rechtsbehelfsbelehrung

Gegen diesen Bescheid können Sie innerhalb eines Monats nach seiner Bekanntgabe Widerspruch erheben. Der Widerspruch ist schriftlich oder zur Niederschrift beim Zentrum Bayern Familie und Soziales – Region …………….. oder auch bei jeder anderen Dienststelle des Zentrums Bayern……….zu erheben.

Seite 4 des Bescheids

Mitteilung von Änderungen

Bitte teilen Sie uns unverzüglich mit, wenn sich die für die derzeitige Feststellung maßgeblichen rechtlichen oder gesundheitlichen Verhältnisse ändern.

Solche Änderungen sind insbesondere

- wesentliche Besserung oder Wegfall einer Gesundheitsstörung

- ein neuer Bescheid einer zuständigen Dienststelle (z.B. Berufsgenossenschaft) zum Grad der Minderung der Erwerbsfähigkeit bzw. zum Grad der Schädigungsfolgen
- jegliche Anschriftenänderung
- die Aufgabe des Wohnsitzes in der Bundesrepublik Deutschland
- die Entziehung der Arbeits- oder Aufenthaltserlaubnis.

Mit freundlichen Grüßen

Ende des Bescheids

Ich danke Herrn B. für die freundliche Zurverfügungstellung der beiden Bescheide, die ich aus Gründen des Datenschutzes anonymisiert habe.

Kapitel 10

Antrag auf Erhöhung des Grad der Behinderung bei Verschlechterung Ihrer Beschwerden oder einer neu hinzugekommenen Erkrankung.

Wenn Sie einen Antrag auf Erhöhung des Grad der Behinderung wegen Verschlechterung Ihrer bereits anerkannten Krankheiten stellen, heißt das, Sie haben schon ein paar „Prozent" erreicht. Haben Sie bereits einen Grad der Behinderung von mindestens 50 erreicht, ist es erst mal gut, denn dann haben Sie den Schwerbehindertenausweis sowie die damit verbundenen Nachteilsausgleiche erst einmal sicher.
Sind Sie noch unter einem Grad der Behinderung von 50, dann ist es nicht ganz so einfach wie es in früheren Jahren einmal war. Das Versorgungsamt möchte Ihnen natürlich, wenn nicht unbedingt nötig, keinen Schwerbehindertenausweis ausstellen, weil die damit verbundenen Vorteile den Staat viel Geld kosten.
Bleiben Sie aber dennoch hart und ausdauernd.

Der Aufwand wird sich erfahrungsgemäß schließlich und in absehbarer Zeit auch für Sie lohnen.

Wenn Sie „nur" einen Grad der Behinderung von 20 oder 30 haben, ist das schon mal ein guter Anfang und eine ordentliche Leistung. Sie sollten jetzt darangehen und alles versuchen, um auf mindestens 50 zu kommen. Dazu reichen aber leider Ihre alten, dem Versorgungsamt bereits bekannten Arztbriefe nicht mehr aus.

Sie müssen also wieder die Runde machen und Ihre Ärzte, evtl. auch neue, abklappern, um neue Befunde zu erhalten. Ihre bisher bekannten Krankheiten und Beschwerden müssen sich signifikant verschlechtert haben und/oder es müssen im „Idealfall" noch neue Erkrankungen (mindestens eine) dazu gekommen sein. Also stehen wieder neue Untersuchungen, evtl. auch apparative wie Röntgen, CT etc. an.

Aber das soll Sie nicht abhalten oder verunsichern. Ganz wichtig ist: immer jammern, gerade bei den Untersuchungen, bei Schmerzen auch humpeln und alle Beeinträchtigungen immer wieder neu schildern.

Und bitte die Arztbriefe, die Sie wie immer auch für sich selbst in Kopieform verlangen, sofort nach Erhalt prüfen, ob sie auch für Ihre Zwecke positiv geschrieben sind. Dem Arzt in den Mund legen, dass er bitte auch schreiben soll, dass Ihre Beschwerden im Vergleich zur letzten Prüfung schlechter geworden sind (falls es so ist). Sagen Sie ihm, Sie benötigen dies, um evtl. eine Reha zur Erhaltung Ihrer Arbeitskraft zu beantragen.

Wenn Sie neue brauchbare Arztbriefe haben, beginnt das ganze Procedere wieder von vorne.

Sie füllen einen neuen Antrag aus, diesmal kreuzen Sie oben an, Erhöhung des Grades der Behinderung wegen Verschlechterung. Als gewünschten Grad der Behinderung geben Sie diesmal an: „mindestens 50". Sie sollten idealerweise bereits nach dem letzten Bescheid angefangen haben, neue Arztbriefe, die evtl. auch neue Diagnosen beinhalten, zu sammeln. Wenn Sie damit erst kurz vor Antragstellung beginnen, könnte dies wenig glaubwürdig erscheinen. Und es dauert ganz nebenbei auch noch viel länger.

Im Falle eines ablehnenden Bescheides des Versorgungsamtes kontrollieren Sie bitte ganz präzise Punkt für Punkt im Schreiben, ob auch alle Ihre angegebenen Verschlechterungen, die neuen Krankheiten, alle Beeinträchtigungen und Einschränkungen des täglichen Lebens berücksichtigt wurden.

Dazu ist es natürlich wichtig, dass Sie zuvor immer von allen Ihren Anträgen, bevor Sie diese wegschicken, Kopien für Ihren Ordner anfertigen.

Wurde im ablehnenden Bescheid nicht auf alle Ihre Angaben eingegangen bzw. wichtige Dinge nicht berücksichtigt, legen Sie **sofort** Widerspruch ein. Bei nachgewiesenen Fehlern des Versorgungsamtes wird in der Regel Ihrem Antrag auf Erhöhung des Grades der Behinderung auch stattgegeben.

Den neuen Antrag schicken Sie mit allen Attesten und neuen Arztbriefen (immer in Kopieform) und bitte immer als Einschreiben mit Rückschein an das

Versorgungsamt. Diesen Beleg (Einschreiben-Rückschein) zu Ihren Unterlagen im Ordner heften, damit Sie nachweisen können, dass Sie den Brief weggeschickt haben.

Wichtig ist auch, dass Sie Ihren Ordner ordentlich führen, damit Sie auch nichts durcheinanderbringen können.

Am besten arbeiten Sie mit sog. Trennblättern und sortieren Ihre Unterlagen z.B. nach Antragstellungen, Bescheide, Widerspruch, Widerspruchsbescheid, Arztbefunde, Rezepte und Verordnungen, Gesprächsnotitzen etc. Und immer alles nach Datum einordnen, z.B. immer den neuesten Befund ganz oben abheften. Den Einschreiben-Rückschein heften Sie am sichersten gleich an den jeweiligen Antrag, den Sie weggeschickt haben.

Ich erkläre das mit der Ordnung im Ordner deshalb so genau, weil ich auch schon Leute erlebt habe, die alles wild durcheinander in einem Karton gehortet hatten. Da hat es dann Stunden gedauert, bis alles sortiert und abgeheftet war.

Kapitel 11
Antrag auf ein Merkzeichen sowie Auflistung aller möglichen Merkzeichen

Im Schwerbehindertenausweis können unterschiedliche Buchstabenkürzel, die sogenannten Merkzeichen, eingetragen werden. Was bedeuten die Merkzeichen im Einzelnen?

„G" „erheblich beeinträchtigt in der Bewegungsfähigkeit
Das Merkzeichen G bedeutet, dass der schwerbehinderte Mensch in seiner Bewegungsfähigkeit im Straßenverkehr erheblich beeinträchtigt ist. Umgangssprachlich wird manchmal für G einfach „gehbehindert" gesagt, tatsächlich muss es sich bei der Einschränkung nicht zwingend um eine Gehbehinderung handeln – auch innere Leiden können die Ursache für die erhebliche Beeinträchtigungsfähigkeit sein.

Was „ erheblich beeinträchtigt in der Bewegungsfähigkeit" bedeutet und wer betroffen ist, findet sich in der Anlage D, Punkt 1 der Versorgungsmedizin-Verordnung (VersMedV);

„In seiner Bewegungsfreiheit im Straßenverkehr erheblich beeinträchtigt ist, wer infolge einer Einschränkung des Gehvermögens, auch durch innere Leiden, oder infolge von Anfällen oder von Störungen der Orientierungsfähigkeit nicht ohne erhebliche Schwierigkeiten oder nicht ohne Gefahren für sich oder andere Wegstrecken im Ortsverkehr zurückzulegen vermag, die üblicherweise noch zu Fuß zurückgelegt werden.
Bei der Prüfung der Frage, ob diese Voraussetzungen vorliegen, kommt es nicht auf die konkreten örtlichen Verhältnisse des Einzelfalles an, sondern darauf, welche Wegstrecken allgemein – d.h. altersunabhängig von nicht behinderten Menschen – noch zurückgelegt werden.

Als ortsübliche Wegstrecke in diesem Sinne gilt eine Strecke von etwa zwei Kilometern, die in etwa einer halben Stunde zurückgelegt wird".

„aG" außergewöhnliche Gehbehinderung
Das Merkzeichen „aG" im Schwerbehindertenausweis steht für „außergewöhnliche Gehbehinderung".

Im Neunten Sozialgesetzbuch (SGBIX) steht dazu in § 229 Persönliche Voraussetzungen unter anderem: Schwerbehinderte Menschen mit außergewöhnlicher Gehbehinderung sind Personen mit einer erheblichen mobilitätsbezogenen Teilhabebeeinträchtigung , die einem Grad der Behinderung von mindestens 80 entspricht.

 Eine erhebliche mobilitätsbezogene Teilhabebeeinträchtigung liegt vor, wenn sich die schwerbehinderten Menschen wegen der Schwere ihrer Beeinträchtigung dauernd nur mit fremder Hilfe oder mit großer Anstrengung außerhalb ihres

Kraftfahrzeuges bewegen können. Hierzu zählen insbesondere schwerbehinderte Menschen, die auf Grund der Beeinträchtigung der Gehfähigkeit und Fortbewegung - dauerhaft auch für sehr kurze Entfernungen - aus medizinischer Notwendigkeit auf die Verwendung eines Rollstuhls angewiesen sind.

Verschiedenste Gesundheitsstörungen (insbesondere Störungen bewegungsbezogener, neuromuskulärer oder mentaler Funktionen, Störungen des kardiovaskulären oder Atmungssystems können die Gehfähigkeit erheblich beeinträchtigen. Diese sind als außergewöhnliche Gehbehinderung anzusehen, wenn nach versorgungsärztlicher Feststellung die Auswirkung der Gesundheitsstörungen sowie deren Kombination auf die Gehfähigkeit dauerhaft so schwer ist, dass sie der unter Satz 1 genannten Beeinträchtigung gleich kommt.

„Bl" Blindheit

Das Merkzeichen „Bl" steht für „blind". Es wird im Schwerbehindertenausweis eingetragen, wenn „wenn der schwerbehinderte Mensch blind im Sinne des §72 Absatz 5 des Zwölften Sozialgesetzbuch oder entsprechender Vorschriften ist".

Wer betroffen ist, findet sich in der Anlage zur Versorgungsmedizin-Verordnung (VersMedV), Teil A, Abschnitt 6 unter „Blindheit und hochgradige Sehbehinderung".

„Gl" Gehörlosigkeit

Das Merkzeichen „Gl" steht für „Gehörlos". Gehörlos sind laut Anlage zur Versorgungsmedizin-Verordnung (VersMedV), Teil D, nicht nur Hörbehinderte, bei denen Taubheit beiderseits vorliegt, sondern auch Hörbehinderte mit einer an Taubheit grenzenden Schwerhörigkeit beiderseits, wenn daneben schwere Sprachstörungen (schwer verständliche Lautsprache, geringer Sprachschatz) vorliegen. Das sind in der Regel Hörbehinderte, bei denen die an Taubheit grenzende Schwerhörigkeit angeboren oder in der Kindheit erworben worden ist.

„Tbl" Taubblindheit
Das Merkzeichen „Tbl" als Abkürzung für „Taubblind" wurde erst am 30.12.2016 eingeführt. Es wird eingetragen, „wenn der schwerbehinderte Mensch wegen einer Störung der Hörfunktion mindestens einen Grad der Behinderung von 70 und wegen einer Störung des Sehvermögens einen Grad der Behinderung von 100 hat".

„B"   Begleitperson
Das Merkzeichen „B" steht für „Begleitperson". Wenn ein schwerbehinderter Mensch zur Mitnahme einer Begleitperson im Sinne des §146 Absatz 2 des

Neunten Buches Sozialgesetzbuch berechtigt ist, wird im Schwerbehindertenausweis das Merkzeichen B eingetragen, außerdem der Satz „Die Berechtigung zur Mitnahme einer Begleitperson ist nachgewiesen". Übrigens bedeutet dies nicht, dass eine Begleitperson ständig dabei sein muss, der schwerbehinderte Mensch also zum Beispiel nicht allein Bahn fahren darf. Er ist aber berechtigt, eine Begleitperson dabei zu haben.

Wer berechtigt für die ständige Begleitung ist, steht in der Anlage Teil D der VersorgungsMedizin-Verordnung (VersMedV).

„RF" Rundfunk/Fernsehen
Das Merkzeichen „RF" bedeutet, dass eine Rundfunkbeitragsermäßigung und Telefongebührenermäßigung möglich sind. Wenn der schwerbehinderte Mensch „die landesrechtlich festgelegten gesundheitlichen Voraussetzungen für

die Befreiung von der Rundfunkgebührenpflicht erfüllt", wird das Merkzeichen RF im Schwerbehindertenausweis eingetragen.

„1.Kl" 1. Klasse
Das Merkzeichen „1.Kl" steht für „1. Klasse" und berechtigt zur Nutzung der 1. Klasse der Deutschen Bahn mit Fahrkarte für die 2. Klasse (nur bei Versorgungsempfängern nach Bundesversorgungsgesetz oder Bundesentschädigungsgesetz).

„EB" Entschädigungsberechtigt
Bei schwerbehinderten Menschen, die Entschädigung nach §28 des Bundesentschädigungsgesetzes erhalten und die einen Grad der Schädigungsfolgen (GdS) von mindestens 50 haben, wird das Merkzeichen „EB" in den Schwerbehindertenausweis eingetragen.

„VB" Versorgungsberechtigt
Das Merkzeichen „VB" steht für „Versorgungsberechtigt" und wird in den Schwerbehindertenausweis eingetragen, wenn Anspruch auf Versorgung nach anderen Bundesgesetzen als nach dem Bundesversorgungsgesetz besteht und wenn ein Grad der Schädigung (GdS) von mindestens 50 vorliegt.

„Kriegsbeschädigt"
Hat eine schwerbehinderte Person Anspruch auf Versorgung nach dem Bundesversorgungsgesetz und einen Grad der Schädigungsfolgen (GdS) von mindestens 50, wird die Bezeichnung „Kriegsbeschädigt" im Ausweis eingetragen." [1]

Mit welchen Merkzeichen darf man auf Behindertenparkplätzen parken?
Der Schwerbehindertenausweis alleine reicht nicht aus, um auf Behindertenparkplätzen parken zu dürfen. Ein spezieller EU-Parkausweis ist Pflicht.

Diesen Ausweis können nur schwerbehinderte Menschen mit dem Merkzeichen aG (außergewöhnlich gehbehindert) und Bl (blind) erhalten"[2].

Es gibt, wenn auch eher selten, Einrichtungen wie z.B. Thermalbäder und ähnliches, auf deren Parkplätzen man nur mit dem ausgelegten Schwerbehindertenausweis alleine oder mit dem „G"-Merkzeichen (nicht „aG") entweder an bevorzugten vorderen Parkplätzen oder sogar auf Schwerbehinderten-Parkplätzen parken darf. Dafür müssen Sie bitte immer genau die Schilder auf Parkplätzen anschauen".

Wer kann mich zum Thema Merkzeichen beraten?

Der Sozialverband VdK berät seine Mitglieder zum Thema Schwerbehindertenausweis und zu den Merkzeichen sowie zu den Nachteilsausgleichen für schwerbehinderte Menschen.
Natürlich geben auch die Versorgungsämter der einzelnen Bundesländer Ihnen Auskunft.

Auch hat sich eine Vielzahl von Rechtsanwälten darauf spezialisiert, Menschen mit Behinderung zu beraten. Wenn Sie im Internet oder im Branchenbuch einen solchen Fachanwalt suchen, müssen Sie darauf achten, dass er das Rechtsgebiet **Schwerbehindertenrecht** schwerpunktmäßig angibt. Oft sind diese Anwälte auch bestens versiert im Arzthaftungsrecht, Medizinrecht, Sozialrecht, Sozialversicherungs- und Familienrecht.

Kapitel 12

Ablehnung Ihres Antrages auf einen Grad der Behinderung – Halb so schlimm

Sie haben auf Ihren Antrag auf Erteilung eines Grad der Behinderung einen ablehnenden Bescheid vom Versorgungsamt erhalten? Nur keine Panik, das ist halb so schlimm! Sie haben nun ganze 4 Wochen Zeit, darauf in einem Widerspruch ausführlich Stellung zu nehmen. Sie können auch einen Antrag auf Akteneinsicht beim Versorgungsamt stellen, dann werden Ihnen alle Befunde und gutachterliche Stellungnahmen der beteiligten Ärzte zugeschickt, die für den ablehnenden Bescheid relevant waren, was ich Ihnen empfehlen würde.

Es genügt auch, um die 4 Wochenfrist zu wahren, erst einmal nur ein kurzes Schreiben (per Einschreiben!) an das Versorgungsamt zu schicken und Ihrem Sachbearbeiter mitteilen, dass Sie hiermit Widerspruch gegen den ablehnenden Bescheid einlegen und eine ausführliche schriftliche Begründung in

Kürze folgen wird. Denn Sie dürfen auf keinen Fall diese 4-Wochen-Frist verstreichen lassen, denn dann wäre der Bescheid rechtsverbindlich und Sie müssten ihn akzeptieren. So aber haben Sie die Frist gewahrt und jetzt Zeit, ein gutes Schreiben aufzusetzen und evtl. auch noch einmal bei dem einen oder anderen Arzt Ihres Vertrauens vorzusprechen mit der Bitte, in einem weiteren Befundbericht noch einmal genau und präzise auf Ihre Krankheiten und deren Auswirkungen einzugehen. Sie benötigen jetzt seine Hilfe, indem er ausführlichst nochmal Ihre Beschwerden/Krankheiten in einem Attest aufführt, die Beeinträchtigungen des täglichen Lebens berücksichtigt und würdigt und um Erteilung bzw. Erhöhung des Grad der Behinderung für Sie bittet. Der Arztbrief muss, wie auch alle anderen Befunde, die Sie sammeln, immer ausführlich sein. Diagnosen allein und eine evtl. Auflistung der bisherigen Therapien reichen dem Versorgungsamt nicht.

Es muss immer ganz ausführlich auf Ihre Beschwerden eingegangen werden.

Der Hauptgrund, warum Patienten oft einen ablehnenden Bescheid erhalten ist leider, weil die Befunde vieler Ärzte sehr oft nur kurz und oberflächlich gehalten werden. Deshalb ist dieser Punkt einer der wichtigsten Dinge, auf die Sie Ihr Augenmerk richten müssen.

Weil die meisten Ärzte unter Zeitdruck stehen, sind viele dankbar, wenn Sie Ihnen eine selbstverfasste ausführliche Auflistung Ihrer Beschwerden geben, die diese dann einfach in ihren eigenen Arztbrief übernehmen können. Ich selbst empfehle dies auch, wenn ich um Rat gefragt werde; und dass dies so funktioniert, habe ich schon unzählige Male von Patienten erfahren und auch von Ärzten bestätigt bekommen. Sollte im Ablehnungsbescheid nicht auf eine Erkrankung eingegangen worden sein, obwohl diese im Arztbrief als Diagnose festgestellt wurde, bitte sofort einen Widerspruch machen. Schon deshalb ist es enorm wichtig, dass Sie, wenn Sie einen Bescheid erhalten, nicht nur die erste Seite, die die

Entscheidung des Versorgungsamtes wiedergibt, lesen, sondern auch gerade die nächsten Seiten, in welchen auf jede Ihrer Erkrankungen eingegangen und Stellung genommen werden muss.

Selbst wenn Sie keinen negativen Bescheid erhalten haben und mit dem zugestandenen Grad der Behinderung zufrieden sind, bitte immer prüfen. Sollte etwas vergessen worden sein, was gar nicht so selten vorkommt, bitte sofort einen Widerspruch einlegen. Meistens erhöht sich dann der Grad der Behinderung noch einmal, weil der Sachbearbeiter einfach einen Fehler gemacht hatte.

Da das Versorgungsamt ja mit Sicherheit nach Antragstellung Ihre Ärzte, oder zumindest die wichtigsten, angeschrieben hat, wissen die spätestens jetzt darüber Bescheid, dass Sie einen Antrag auf Feststellung der Schwerbehinderung gestellt haben. Also hier jetzt bitte mit offenen Karten spielen. Sie könnten das beispielsweise Ihrem Arzt so begründen, dass Ihnen dazu evtl. Ihr Betriebsarzt in der Firma geraten hat, weil Sie als Schwerbehinderter nicht mehr so leicht kündbar seien (z.B. wegen Ihrer vielen Fehlzeiten).

Sollten Sie berufstätig sein, wären der Schwerbehindertenbeauftragte bzw. die Schwerbehindertenvertretung, die es in jeder größeren Firma gibt, ein kompetenter Ansprechpartner.

„Die Rechtsstellung der Schwerbehindertenvertretung (SBV) ist mit der eines Betriebsratsmitglieds gleichzusetzen. Sie darf bei der Ausübung ihrer Tätigkeit weder behindert noch begünstigt oder benachteiligt werden". [3]

Übrigens wurde der Begriff des „Schwerbehindertenbeauftragten" zum 01. Januar 2018 durch den des „Inklusionsbeauftragten" ersetzt.

Kapitel 13
Widerspruch auf den ablehnenden Bescheid mit ausführlicher Begründung (mit Musterbriefen)

Es folgen einige Musterbriefe, falls Sie einen evtl. Widerspruch an das Versorgungsamt schicken wollen. Sie können aber natürlich auch gerne einen selbst verfassten Widerspruch einreichen, der genauso akzeptiert wird.

Für viele Menschen ist es einfach sehr schwierig, einen solchen Brief zu formulieren, gerade wenn Sie nicht aus dem kaufmännischen Bereich kommen. Man hat Angst, hier Fehler zu machen oder einfach wichtige Aspekte zu vergessen.

Deshalb biete ich Ihnen der Einfachheit halber diesen Service hier an.

Beispiele für einen Widerspruch

(der Name sowie die Adresse sind fiktiv und frei erfunden)

Wenn Sie meine Musterbriefe verwenden, löschen Sie bitte zuvor alle Namen, die Adresse und das Datum sowie die Gz.-Nummer heraus und geben Sie Ihre eigenen Daten an.

Max Mustermann
Schönwetterstraße 20
80333 München
Tel.: 089-1234567

An das
Zentrum Bayern Familie und Soziales
Versorgungsamt
93053 Regensburg   14.03.2019

Sehr geehrte Damen und Herren,

gegen Ihren Bescheid vom 10.03.2019 – Gz. 11/11/1 1111 erhebe ich hiermit

Widerspruch

Ich bitte Sie, mir die beigezogenen medizinischen Unterlagen und die dazu eingeholte versorgungsärztliche Stellungnahme / das versorgungsärztliche Gutachten zu übersenden.

Meinen Widerspruch werde ich nach Prüfung dieser Unterlagen begründen.

Mit freundlichen Grüßen

Max Mustermann

Weiterer Musterbrief (er dient der Fristwahrung)

Max Mustermann

Schönwetterstraße 20

80333 München

Tel.: 089-1234567

An das

Zentrum Bayern Familie und Soziales

Versorgungsamt

93053 Regensburg   14.03.2019

Sehr geehrte Damen und Herren,

Gegen Ihren Bescheid vom................ erhebe ich hiermit

Widerspruch

Eine schriftliche Begründung folgt.

Gleichzeitig beantrage ich, mir alle ärztlichen Zeugnisse und Gutachten, die Grundlage für Ihren Entscheid waren, in Fotokopie zu übersenden einschließlich der abschließenden Stellungnahme des versorgungsärztlichen Dienstes.
Für Ihre Bemühungen bedanke ich mich.

Mit freundlichen Grüßen

Max Mustermann

Wenn Sie vom Versorgungsamt die angeforderten Unterlagen erhalten haben, bereiten Sie eine wenn möglich sehr ausführliche Begründung vor, indem Sie auf alle Punkte, vor allem auf die, die Ihrer Ansicht nach nicht oder nicht ausreichend gewürdigt wurden, eingehen werden.

Musterbrief für eine Begründung:

Max Mustermann

Schönwetterstraße 20

80333 München

Tel.: 089-1234567

An das

Zentrum Bayern Familie und Soziales

Versorgungsamt

93053 Regensburg   14.03.2019

Betr.: Ihren Bescheid vom ….......

        Aktenzeichen …..............

Bezug: Widerspruch vom …..........

Sehr geehrte Damen und Herren,

meinen

Widerspruch

vom …....................begründe ich wie folgt:

1).
Folgende Gesundheitsstörungen, die ich in meinem Antrag vom …........... aufgeführt hatte, sind in dem angefochtenen Bescheid nicht berücksichtigt worden:
(hier dann bitte die Aufzählung der Gesundheitsstörungen einsetzen).

Ich bitte, hierzu noch den Arzt, Dr. …................./das Krankenhaus …................ zu befragen.
Und/oder

2).
In meinem Antrag hatte ich zu Auskunftszwecken Dr…................................/das Krankenhaus …..............
benannt. Leider haben Sie eine entsprechende Auskunft nicht eingeholt, so dass Sie bei Ihrer Entscheidung von unvollständigen Informationen ausgegangen sind.
Und/oder

3).
In der Auskunft vom ….........(Datum….).. hat Dr. ….......ced/das Krankenhaus …...............auch die folgende Behinderung bezeichnet, die Sie in Ihrer Entscheidung nicht berücksichtigt haben: (hier die Krankheitsbezeichnung einsetzen).
Und/oder

4).
Sowohl mein behandelnder Arzt als auch ich sind der Meinung, dass aufgrund der Art und Schwere der

Behinderung der Grad der Behinderung mit 40 erheblich zu niedrig bemessen worden ist.
Und/oder

5).
Der angefochtene Bescheid hat die Schwere meiner Behinderung nicht ausreichend gewürdigt. Meine Behinderung belastet mich in besonderem Umfang in nachfolgend geschilderter Weise:

(hier folgt eine kurze Darstellung des persönlichen Betroffenseins).

Schlussformulierung:
Ich beantrage daher, den angefochtenen Bescheid aufzuheben/zu ändern und erneut über die Höhe des Grades der Behinderung zu entscheiden.

Zu einer fachärztlichen Untersuchung und Begutachtung in Ihrer versorgungsärztlichen Untersuchungsstelle bin ich gerne bereit.

Mit freundlichen Grüßen

Max Mustermann

Die Punkte, die nicht für Sie zutreffen, können Sie einfach weglassen.

Kapitel 14
Widerspruchsbescheid – Was nun?

Wenn Sie nach Ihrem Antrag auf einen Grad der Behinderung einen ablehnenden Bescheid erhalten haben und darauf bereits einen Widerspruch eingereicht haben, bekommen Sie irgendwann den Widerspruchsbescheid. Das dauert in der Regel zwischen 1 bis 4 Monaten.
Wird im Widerspruchsbescheid Ihrem Antrag entsprochen, haben Sie gewonnen und alles ist in Ordnung. Sie brauchen im Moment nichts weiter zu tun bis zum evtl. nächsten Antrag auf Verschlechterung und damit auf Erhöhung des GdB. Sie erhalten mit dem Bescheid auch gleich Ihren Schwerbehindertenausweis mitgeschickt, wenn Sie mindestens einen Grad der Behinderung von 50 erreicht haben.

Wurde Ihr Widerspruch hingegen abgelehnt, bleibt Ihnen nur noch, Klage vor dem Sozialgericht einzureichen.

Das ist zwar völlig kostenlos für Sie, ein solches Verfahren kann sich aber über Jahre hinziehen. Deshalb rate ich davon ab. Auch ist der Ausgang offen.

Wenn Sie sich dazu entschieden haben nicht zu klagen, können Sie nach mindestens 6 Monaten einen erneuten Antrag beim Versorgungsamt stellen. Am besten wieder mit neu dazu gekommenen Arztberichten, Röntgenbefunden, CTs usw. Dazu legen Sie erneut Arztatteste von Ihrem Hausarzt und/oder Fachärzten etc. bei, die Ihren Antrag unterstützen und befürworten. Meine Erfahrungen zeigen, wenn Sie dem Versorgungsamt durch regelmäßige Anträge und Widersprüche lästig fallen, kommen Sie zu 80-90% bei einem erneuten Versuch zum Ziel. Voraussetzung ist, dass Sie fundierte und ausführliche Arztbefunde beilegen, weil das Versorgungsamt keine Gefälligkeitsbescheide erlässt.

Kapitel 15

Liste der Nachteilsausgleiche

(ohne Gewähr auf Vollständigkeit, da sich hier immer kurzfristig etwas ändern kann).

GdB 20

- Teilnahme am Behindertensport; §29 Abs.1 Nr.4 Buchstabe f SGB I Gleichstellung; § 2 Abs.3 SGB IX

GdB 25 oder GdB 30

- Steuerlicher Freibetrag € 310.-

GdB 30 oder GdB 40 und Gleichstellung

- Steuerlicher Freibetrag bei einem GdB 25-30 € 310.-; § 33 b EstG. Steuerfreibetrag bei GdB von 35-40 € 430.- 33b EstG.
- 3 Tage Zusatzurlaub für Arbeiter eines Landes; § 49 Abs.4 MTArb
- Kündigungsschutz bei Gleichstellung

Bei einer Gleichstellung haben Sie grundsätzlich die gleichen Rechte wie bei einer festgestellten Schwerbehinderung.

- Die Agentur für Arbeit stellt Menschen ab einem **GdB von 30** schwerbehinderten Menschen gleich, wenn sie ansonsten einen geeigneten Arbeitsplatz nicht bekommen oder behalten können. Rechtsgrundlage: §2 Absatz 3 SGB IX
- Grundsteuerermäßigung bei Rentenkapitalisierung nach dem BVG; §36 GrSTG

GdB von 45 oder GdB von 50

- Steuerfreibetrag von **€ 570.-**
- Wenn Sie für ein schwerbehindertes Kind Kindergeld erhalten, können Sie den Behinderten-Pauschbetrag auf sich übertragen lassen.

GdB von 50
- Wird ausführlich erklärt in Kapitel 17

Steuerfreibetrag € 570.-

GdB von 55 Oder 60
- Steuerfreibetrag € 720.-

GdB von 65 oder 70
- Steuerfreibetrag € 890.-
- Wenn Sie berufstätig sind, können Sie mit einem GdB 70 € 0,30 pro Kilometer der Entfernung von Ihrer Wohnung zum Arbeitsplatz (die tatsächlichen Aufwendungen) absetzen, wenn Sie das nachweisen (Fahrtenbuch). Rechtsgrundlage: §9 Abs.2 Einkommenssteuergesetz
- Abzugsbetrag für Privatfahrten bei einem GdB 70+ Merkzeichen „G": bis zu 3000 km x € 0,30 = **€ 900.-**; §33 EstG

- Ermäßigter Fahrpreis bei der DB für Ruhestandsbeamte u.ä. Aufgrund BahnCard S vor Vollendung des 60. Lebensjahres lt. Tarif der Bahn (DPT II DB) BahnCard zum halben Preis
- Stundenermäßigung bei Lehrern: 3 Stunden/Woche; LehrArbZVO §10

GdB von 80
- Steuerfreibetrag **€ 1.060.-**
- Abzugsbetrag für Freifahrten: 3000 km x € 0,30 =**900.-**; §33 EstG
- Ermäßigter Fahrpreis bei der DB für Ruhestandsbeamte
- Freibetrag beim Wohngeld bei GdB 80+Pflegebedürftigkeit i.S.d.§14 SGB XI: € **1.500.-**; Wohngeldgesetz
- Erhöhung der Einkommensgrenze bei der Wohnungsbauförderung bei Pflegebedürftigkeit i.S.d.§14 SGB XI: **€ 4.200.-**
- Preisnachlass bei vielen Mobilfunkanbieter

GdB von 85 oder 90

- Steuerfreibetrag € **1.230.-**
- Freibetrag beim Wohngeld bei GdB 90+ Pflegebedürftigkeit € **1.500.-**
- Sozialtarif der Deutschen Telekom bei Sprachbehinderung bei GdB 90: Ermäßigung bei den Verbindungsentgelten
- Stundenermäßigung bei Lehrern: 4 Stunden/Woche

GdB von 95 oder 100

- Steuerfreibetrag € **1.420.-**
- Freibetrag beim Wohngeld (auch ohne Pflegebedürftigkeit) € **1.500.-**
- Freibetrag bei der Erbschafts- und Schenkungssteuer in bestimmten Fällen; § 13 Abs. 1 Nr.6 ErbStG
- Vorzeitige Verfügung über Bausparkassen- bzw. Sparbeträge; Wohnungsbau-Prämiengesetz bzw. Vermögensbildungsgesetz

Darüber hinaus erhalten schwerbehinderte Menschen auch zahlreiche Nachteilsausgleiche auf freiwilliger Grundlage wie z.B. Ermäßigungen beim Neuwagenkauf (hier sind zw. 15%-35% keine Seltenheit), bei Flugreisen, beim Erwerb von Eintrittskarten, bei Mitgliedsbeiträgen von Vereinen, ADAC, Zoo, Museen, Verkehrsbetriebe, Schifffahrt, Seilbahnen, usw. In vielen Einrichtungen bekommen Sie sogar kostenlosen Eintritt. Auskünfte erhalten Sie bei dem jeweiligen Unternehmen bzw. dem jeweiligen Verein. In öffentlichen Ämtern wie dem Einwohnermeldeamt etc. müssen Sie als Schwerbehinderter auch keine Nummer mehr ziehen und stundenlang warten. Sie dürfen gleich zu einem Sachbearbeiter eintreten.

Ein höherer Grad der Behinderung beinhaltet natürlich immer auch die Nachteilsausgleiche und Vorteile der niedrigeren GdB, selbst wenn diese nicht immer wieder aufgezählt sind.

Kapitel 16
Beispiele der am häufigsten vorkommenden Erkrankungen und der mögliche Grad der Behinderung dazu (ohne Gewähr)

Der GdB ist maßgeblich davon abhängig, ob es sich bei Ihrer Gesundheitsstörung um eine leichte, mittelschwere oder schwere Ausführung handelt.

Im Bescheid könnte dann z.B. stehen:
- Ohne wesentliche Funktionseinschränkung mit leichten Beschwerden (z.B. entzündlich-rheumatische Erkrankung etc.) GdB von 10
- Mit geringen Auswirkungen (leichtgradige Funktionseinbußen und Beschwerden, je nach Art und Umfang des Gelenkbefalls, geringe Krankheitsaktivität) GdB von 20-40
- Mit mittelgradigen Auswirkungen (dauernde erhebliche Funktionseinbußen und Beschwerden, therapeutisch schwer beeinflussbare Krankheitsaktivität) GdB von 50-70

- Mit schweren Auswirkungen (irreversible Funktionseinbußen, hochgradige Progredienz)
  GdB von 80-100
- Nicht-entzündliche Krankheiten der Weichteile (z.B. das sog. Fibromyalgie-Syndrom) – Hier kommt es bei der Beurteilung auf Art und Ausmaß der jeweiligen Organbeteiligung sowie auf die Auswirkungen auf den Allgemeinzustand an.
- Wirbelsäulenschäden ohne Bewegungseinschränkung oder Instabilität GdB 0
- Mit geringen funktionellen Auswirkungen
  GdB 10
- Mit mittelgradigen funktionellen Auswirkungen in einem Wirbelsäulenabschnitt GdB 20
- Mit schweren funktionellen Auswirkungen
  GdB 30
- Mit mittelgradigen bis schweren funktionellen Auswirkungen in zwei Wirbelsäulenabschnitten
  GdB 30-40

- Mit besonders schweren Auswirkungen (z.B. Versteifung Teile der Wirbelsäule)   GdB 50-70
- Bei schwerster Belastungsinsuffizienz bis zur Geh- und Stehunfähigkeit   GdB 80-100
- Verlust eines Beines   GdB 100
- Verlust einer Niere   GdB 30
- Fehlendes Hörvermögen auf einem Ohr   GdB 20
- Künstliches Kniegelenk einseitig   GdB 20
- Depression   GdB 30-100 (je nach Schweregrad der Anpassungsschwierigkeiten)
- Angststörung   GdB 0-100
- Zwangsstörung   GdB 50-100
- Psychosen/Schizophrenie   GdB 50-100
- Schwindel/Gleichgewichtsstörungen   GdB 0-80
- Migräne   GdB 0-60
- Tinnitus   GdB 0-50
- Fibromyalgie-Syndrom   GdB 10-40
- Diabetes   GdB 0-50
- Asthma   GdB 0-100

- Alkohol/Drogenmissbrauch mindestens GdB 50

  Ist bei nachgewiesener Abhängigkeit eine Entzugsbehandlung durchgeführt worden, muss eine Heilungsbewährung abgewartet werden (im Allgemeinen 2 Jahre). Während dieser Zeit ist in der Regel ein GdB/MdE-Grad von 30 anzunehmen.
- Rheuma   GdB 10-100
- Arthrose/Bewegungseinschränkung   GdB 0-80
- Knorpelschäden Kniegelenk   GdB 10-40
- Schmerzsyndrom   GdB 20-70
- Morbus Crohn   GdB 0-80
- Rückenbeschwerden/Schultern   GdB 30-50
- Herz-/Kreislauferkrankungen   GdB 0-80
- Krebsleiden   GdB 10-100

Diese Angaben sind natürlich nicht verbindlich und sollen nur ein Beispiel darstellen, denn der tatsächliche GdB wird immer individuell festgestellt und ist abhängig von der Schwere der Erkrankung.

Kapitel 17
Kündigungsschutz bei Gleichstellung bereits ab einem GdB von 30

Ab einem Grad der Behinderung von 30 ist eine Gleichstellung auf Antrag möglich. Sie werden einem Schwerbehinderten gleichgestellt. Der Kündigungsschutz besteht bereits ab Antragstellung auf Gleichstellung mit einem Schwerbehinderten. Die Bearbeitung kann gut mehrere Wochen in Anspruch nehmen.

Behinderte Menschen mit einem GdB von weniger als 50, von mindestens aber 30 können unter bestimmten Voraussetzungen mit schwerbehinderten Menschen gleichgestellt sein. Ansprechpartner für die Gleichstellung ist die Agentur für Arbeit. Gründe für eine Gleichstellung sind: wenn Sie ohne diese Gleichstellung mit einem schwerbehinderten Menschen keinen Arbeitsplatz finden oder Ihre bestehende Arbeitsstelle drohen zu verlieren.

Kapitel 18
Antrag auf Gleichstellung mit einem Schwerbehinderten

Den Antrag auf Gleichstellung mit einem schwerbehinderten Menschen nach §2 Abs.3 Sozialgesetzbuch IX (SGB IX) müssen Sie bei der Agentur für Arbeit stellen und ihn auch **sehr ausführlich** begründen.

Stichpunktartig müssen Sie in diesem 5-seitigen Antrag folgende Angaben machen (ohne Gewähr auf Vollständigkeit):

- Angaben zur Person inklusiv Ihrer Rentenversicherungsnummer.
- Angaben zum Grad der Behinderung (als Nachweis wird hier der Feststellungsbescheid des Versorgungsamtes oder der Rentenbescheid der Berufsgenossenschaft verlangt).

- Angaben zu Ihrem Beruf, Ausbildung und Arbeitsverhältnis (hierbei werden u.a. Auskünfte zu Ihrer Arbeitszeit, zu Arbeitsbedingungen, ob Sie z.B. gekündigt wurden und ob Sie einen besonderen Kündigungsschutz (z.B. Mutterschutz, Betriebs- und Personalratsmitglied, tariflicher oder gesetzlicher Kündigungsschutz) haben, gefragt.
- Am Ende des Antrages müssen Sie den Antrag noch begründen. (Hier wird von der Agentur für Arbeit hauptsächlich ein Augenmerk darauf gerichtet, ob Ihr Arbeitsverhältnis wegen Ihrer Behinderungen evtl. gefährdet ist). Hier geben Sie alle Ihre regelmäßigen Beschwerden an, auch Mobbing sollte nicht verschwiegen werden.

Fall Sie in den letzten Jahren nennenswerte Fehlzeiten am Arbeitsplatz hatten wegen Ihrer Behinderung, kreuzen Sie mit ja an.

Sollte die Dauer Ihrer Arbeitsunfähigkeitszeiten in den vergangenen Jahren mindestens einige Wochen bis Monate ausmachen, lassen Sie sich von Ihrer Krankenkasse bitte einen Ausdruck mit Ihren Ausfallzeiten für die letzten paar Jahre geben. Sobald Sie nämlich eine AU vom Arzt bekommen, geht nicht nur ein Abschnitt der AU an Ihren Arbeitgeber, sondern der andere Durchschlag an Ihre Krankenkasse. In diesem Ausdruck steht für jede AU neben dem Zeitraum Ihrer Krankheit auch die jeweilige Diagnose. Sie müssen aber keine Bedenken haben, denn die Agentur für Arbeit gibt diese Daten nicht an Ihren Arbeitgeber weiter, sondern benötigt diese Angaben zur Bearbeitung Ihres Antrages auf Gleichstellung mit einem Schwerbehinderten. Betonen Sie aber noch einmal ganz deutlich, dass Sie **nicht** wünschen, dass Ihr Arbeitgeber diese vertraulichen Infos über Ihre Krankheiten erhält.

- Dann wird gefragt, ob Sie sich in laufender ärztlicher Behandlung befinden und wenn ja warum.
- Am Ende müssen Sie noch angeben, ob Ihr Arbeitgeber Ihnen bereits mit einer Kündigung gedroht hat und in welcher Form (z.B. Abmahnung, Fehlzeitengespräche usw.).
- Dann können Sie noch sonstige Gründe für die Notwendigkeit der Gleichstellung angeben.

Gut ist es auch, wenn Sie ein separates Blatt mit Ihren Aufzeichnungen und Beschreibungen beilegen über Ihre Situation am Arbeitsplatz und genau begründen, welche Auswirkungen, Benachteiligungen, Mobbing usw. Ihre Behinderungen nach sich ziehen.

Noch ein Hinweis für Sie
Ihr Arbeitgeber sowie der Betriebs-/Personalrat und die Schwerbehindertenvertretung Ihres Betriebes, soweit vorhanden, werden vor einer Entscheidung

über Ihren Antrag auf Gleichstellung von der Agentur für Arbeit auch schriftlich befragt werden.

Somit erfährt spätestens jetzt Ihr Arbeitgeber von Ihrem Antrag, was aber absolut nicht negativ für Sie sein muss. Denn bereits ab Antragstellung genießen Sie einen Kündigungsschutz, als wenn Sie bereits mit einem schwerbehinderten Menschen gleichgestellt wären.

Weitere Informationen zur Gleichstellung bzw. der Antragstellung bekommen Sie von der Bundesagentur für Arbeit. Sie werden oft bereits telefonisch ausführlich beraten. Wenn Sie dann einen Antrag auf Gleichstellung stellen möchten, bekommen Sie diesen per Post zugeschickt, wobei auch ein Infoblatt beiliegt.

Auch im Internet können Sie sich ganz ausführlich über die Gleichstellung mit einem schwerbehinderten Menschen und deren Auswirkung auf den Arbeitsplatz informieren.

Kapitel 19

Schwerbehinderung ab einem Grad der Behinderung von 50

Wenn Das Versorgungsamt bei Ihnen einen Grad der Behinderung von 50 feststellt, liegt bei Ihnen eine Schwerbehinderung vor und Sie erhalten auf Antrag den Schwerbehindertenausweis. Mit diesem stehen Ihnen viele Nachteilsausgleiche sowie viele Leistungen zu.

- Steuerfreibetrag von **€ 570.-**
- Mit einem Grad der Behinderung von 50 (oder höher) oder einer Gleichstellung mit einem schwerbehinderten Menschen kommen Sie bereits in den Genuss des besonderen Kündigungsschutzes. Das heißt, dass jetzt eine Kündigung ab einer ununterbrochenen Betriebszugehörigkeit von mindestens 6 Monaten nur nach vorheriger Zustimmung des Integrationsamtes (siehe Kapitel 20) möglich ist.

- Als Arbeitnehmer mit einer Schwerbehinderung steht Ihnen jetzt die Freistellung von Mehrarbeit zu. Als Mehrarbeit gilt jede Arbeit, die länger als 8 Stunden täglich dauert.
- Schwerbehinderte Menschen können früher in Altersrente gehen.
- Als Schwerbehinderter im Berufsleben haben Sie Anspruch auf zusätzlich 5 Arbeitstage Zusatzurlaub pro Jahr. Dies gilt bei einer Arbeitswoche von 5 Tagen/Woche. Wenn Sie eine kürzere oder längere Wochenarbeitszeit haben, verändert sich Ihr Anspruch entsprechend.
- Wohnraumförderung
- Bevorzugte Einstellung und Beschäftigung
- Kündigungsschutz
- Begleitende Hilfen im Arbeitsleben
- Vorgezogene Altersrente/Pensionierung
- ggf. Schutz bei Wohnungskündigung

- Mit einem GdB von 50 steht Ihnen eine Kraftfahrzeughilfe zu, d.h. dass Sie zum Autokauf einen Zuschuss erhalten und die Kosten einer behinderungsbedingten Zusatzausstattung sowie die Fahrschulkosten übernommen werden (meistens von der Rentenversicherung oder der Agentur für Arbeit). Rechtsgrundlage: Kraftfahrzeughilfe-Verordnung.
- Freibetrag beim Wohngeld bei Pflegebedürftigkeit in häuslicher und teilstationärer Pflege: € 1.200.-
- Ermäßigung der Kurtaxe (je nach Ortssatzung)
- Sonderregelungen für Lehrer nach §8 bayerische Lehrerdienstordnung
- Pflichtversicherung in der gesetzlichen Kranken- und Rentenversicherung für Behinderte in Werkstätten
- Besondere Fürsorge im Öffentlichen Dienst

- Abzug eines Freibetrages bei der Einkommensermittlung im Rahmen der sozialen Wohnraumförderung: **€ 4.000.-**
- Förderung der Anpassung von Miet- und Eigenwohnraum an die Belange von Menschen mit Behinderung durch Vergabe von Darlehen
- Vortritt beim Besucherverkehr in Behörden des Freistaates Bayern (§7 Abs.2AGO).

Das heißt, Sie brauchen keine Nummer in Behörden zu ziehen und sich nicht anstellen bzw. stundenlang warten. Das gilt sicher auch in anderen Bundesländern, bitte informieren Sie sich am besten telefonisch, bevor Sie in die Behörde/Amt gehen, wie hier die Regelungen sind.

Selbst im europäischen Ausland wird der deutsche Schwerbehindertenausweis in vielen Einrichtungen und Verkehrsbetrieben akzeptiert. Bitte immer an der Kasse vor dem Bezahlen den Ausweis vorzeigen und nachfragen.

Kapitel 20
Liste der Versorgungsämter in Deutschland

Sie möchten einen Antrag auf einen Grad der Behinderung stellen, also ein Feststellungsverfahren nach dem Schwerbehindertengesetz (SBG IX) durchführen lassen, dann müssen Sie noch herausfinden, welches Versorgungsamt bzw. welche Landessozialverwaltung örtlich für Sie überhaupt zuständig ist. Entweder Sie gehen ins Internet und geben in der Suchmaschine ein „Versorgungsamt finden" und dann Ihre Postleitzahl. Dann wird Ihnen in der Regel das für Sie zuständige Amt angezeigt mit allen relevanten Infos.

Sollten Sie keinen Internetzugang haben, werden Sie hoffentlich in meiner Liste fündig werden.

Sollte wider Erwarten eine Angabe nicht mehr aktuell sein, informieren Sie sich bitte bei der telefonischen Auskunft oder im Telefonbuch etc.

Bayern

Zentrum Bayern Familie und Soziales (ZBFS)

Kreuz 25

95445 Bayreuth

Tel.: 0921 605-1

Adressen weiterer Standorte:

München, Landshut, Regensburg, Selb, Nürnberg, Würzburg, Augsburg

Baden-Württemberg

Für Verfahren nach dem Schwerbehindertenrecht sind in Baden-Württemberg die Landratsämter zuständig.

Saarland

Landesamt für Soziales

Hochstraße 67

66115 Saarbrücken

Tel.: 0681 9978-0

Rheinland-Pfalz

Landesamt für Soziales, Jugend und Versorgungsamt

Rheinallee 97-101

55118 Mainz

Tel.: 06131 967-0

Adressen weiterer Standorte:

Koblenz, Landau, Trier

Hessen

Die Hessischen Ämter für Versorgung und Soziales sitzen in:

Darmstadt, Frankfurt am Main, Fulda, Gießen, Kassel, Wiesbaden

Nordrhein-Westfalen

Für Verfahren nach dem Schwerbehindertenrecht sind in Nordrhein-Westfalen die Kreise und kreisfreien Städte zuständig.

Thüringen

Für Verfahren nach dem Schwerbehindertenrecht sind in Thüringen die Landkreise und kreisfreien Städte zuständig.

Sachsen

Für Verfahren nach dem Schwerbehindertenrecht sind in Sachsen die Landkreise und kreisfreien Städte zuständig.

Sachsen-Anhalt:

Landesverwaltungsamt

Ernst-Kamieth-Straße 2

6112 Halle (Saale)

Tel.: 0345 514-0

Brandenburg

Landesamt für Soziales und Versorgung des Landes Brandenburg

Lipezker Straße 45

03048 Cottbus, Tel.: 0355 2893-0

Berlin

Landesamt für Gesundheit und Soziales

Versorgungsamt/KundenCenter

Sächsische Straße 28

10707 Berlin

Tel.: 030 90229-6464

Mecklenburg-Vorpommern

Landesamt für Gesundheit und Soziales
Mecklenburg-Vorpommern

Erich-Schlesinger-Straße 35

18059 Rostock

Tel.: 0381 331 59000

<u>Adressen weiterer Standorte:</u>

Schwerin, Neubrandenburg, Stralsund

Niedersachsen

Landesamt für Soziales, Jugend und Familie

Domhof 1

31134 Hildesheim

Tel.: 05121 304-0

Adressen weiterer Standorte:

Hannover, Braunschweig, Lüneburg, Oldenburg, Osnabrück, Verden (Aller)

Bremen

Amt für Versorgung und Integration Bremen

Doventorscontrescarpe 172 D

28195 Bremen

Tel.: 0421 361-5541

Hamburg

Behörde für Soziales, Familie und Integration

Versorgungsamt Hamburg

Adolph-Schönfelder-Straße 5

22083 Hamburg

Tel.: 040 42863-0

Schleswig-Holstein

Landesamt für soziale Dienste Schleswig-Holstein
Steinmetzstraße 1-11
24534 Neumünster, Tel.: 04321 913-5

Kapitel 21
Das Integrationsamt und seine Aufgaben

Das Integrationsamt ist eine Art Kontrollorgan, das darüber wacht, dass Arbeitgeber (mit mindestens 20 Arbeitsplätzen) 5% ihrer Arbeitsplätze mit schwerbehinderten Beschäftigten besetzen. Erreichen sie die geforderte Quote nicht oder wollen gar keine Schwerbehinderten beschäftigen, müssen sie jährlich eine Ausgleichsabgabe an das Integrationsamt abführen.

Diese Ausgleichsabgabe kommt wieder anderen Arbeitgebern zugute, die Schwerbehinderte beschäftigen und dadurch höhere Kosten, z.B. durch Zusatzurlaub oder eine behindertengerechte Arbeitsplatzausstattung haben.

Die Integrationsämter sind sowohl für den Schwerbehinderten wie auch für den Arbeitgeber gleichermaßen zuständig und müssen zwischen den Interessen des Arbeitgebers und denjenigen des schwerbehinderten Beschäftigen abwägen.

Es sollen hier möglichst einvernehmliche Lösungen angestrebt werden. Wenn der Arbeitgeber Ihnen zum Beispiel trotz Schwerbehinderung kündigen will, schaltet sich das Integrationsamt ein bzw. er muss zuerst dem Integrationsamt mitteilen, dass er Sie kündigen will. Es wird geprüft, ob eine Kündigung durchsetzbar ist, etwa weil vielleicht Ihre gesundheitliche Zukunftsprognose extrem schlecht ist und mit dauerhaften hohen Krankheitsausfällen zu rechnen ist. Ziel ist es, Ihren Arbeitsplatz zu erhalten, indem erst einmal alle Möglichkeiten ausgeschöpft werden sollen, was die begleitenden Hilfen im Arbeitsleben betrifft.

Oder der Arbeitgeber stimmt nach langer Krankheit einem Wiedereingliederungsplan zu, der sich über einige Wochen bis Monate hinzieht und Sie stufenweise wieder beginnen zu arbeiten.
Diesen Plan arbeiten Sie üblicherweise zusammen mit Ihrem behandelnden Hausarzt aus. Hier haben Sie auch ein Mitspracherecht, mit wie vielen Stunden pro Tag Sie wieder beginnen möchten zu arbeiten.
Diese Wiedereingliederungsmaßnahme kann der Arzt auch, wenn er es vertritt, verlängern.

Das Integrationsamt ist auch der richtige Ansprechpartner, wenn Sie zum Beispiel an Ihrem Arbeitsplatz begleitende Hilfen im Arbeitsleben benötigen. Dies kann ein Stehpult sein, wenn Sie z.B. Rückenbeschwerden haben und nicht den gesamten Tag sitzen können.
Oder der Arzt/Betriebsarzt befürwortet einen speziellen Bürostuhl. Selbst eine notwendige Arbeitsassistenz kann bezahlt werden. Auch kann das Integrationsamt dem Arbeitgeber vorschlagen,

Sie an einen anderen, für Sie günstigeren Arbeitsplatz (falls vorhanden) umzusetzen, wo Sie z.B. weniger Stress ausgesetzt sind und der weniger anstrengend ist. Es können auch finanzielle Beihilfen geleistet werden. Wenn das Integrationsamt einer Kündigung durch den Arbeitgeber zustimmen sollte, können Sie dagegen natürlich innerhalb der Frist Klage erheben.

Ich habe auch einige Fälle erlebt, in denen das Integrationsamt tatsächlich, wenn auch erst nach einigen Jahren fast dauerhafter Arbeitsunfähigkeit der Arbeitnehmer, einer Kündigung des Arbeitgebers zugestimmt hatte. Wenn die Zukunftsprognose eines Arbeitnehmers extrem schlecht ist und/oder er sich z.B. einer Wiedereingliederungsmaßnahme wiedersetzt, hat der Arbeitgeber hier gute Chancen, den Mitarbeiter loszuwerden. Wenn Sie dagegen Klage einreichen, ist aber meistens immer noch eine finanzielle Abfindung drin (am weitesten verbreitet ist die Formel, wonach die Abfindung ein halbes Monatsgehalt pro Jahr der Beschäftigung beträgt).

Kapitel 22

Liste der Integrationsämter in Deutschland:

Baden-Württemberg

Stuttgart

Kommunalverband für Jugend und Soziales

Baden-Württemberg

Zweigstelle des Integrationsamtes

Lindenspürstraße 39

70176 Stuttgart

Tel.: 0711 6375-0

<u>Weitere Standorte:</u>

Karlsruhe, Freiburg

Bayern

München (Oberbayern)

Zentrum für Familie und Soziales

Region Oberbayern

-Inklusionsamt-

Richelstraße 17

80634 München

Tel.: 089 18966-0

<u>Weitere Standorte:</u>

Augsburg, Landshut, Regensburg, Nürnberg, Würzburg, Bayreuth

Berlin

Landesamt für Gesundheit und Soziales Berlin
-Integrationsamt-
Darwinstraße 15
10589 Berlin
Tel.: 030 90229-3399

Brandenburg

Potsdam

Landesamt für Soziales und Versorgungsamt-Integrationsamt-
Standort Potsdam
Zeppelinstraße 48
14471 Potsdam
Tel.: 0331 2761-0

<u>Weitere Standorte:</u>

Frankfurt/Oder, Cottbus

Bremen

Amt für Versorgung und Integration Bremen – AVIB
-Integrationsamt-
Doventorscontrescarpe 172, Block D
28195 Bremen
Tel.: 0421 361-5372

Hamburg

Behörde für Arbeit, Soziales, Familie und Integration
-Integrationsamt-
Hamburger Straße 47
22083 Hamburg
Tel.: 040 42863-3953 oder -3535

Hessen

Wiesbaden
Landeswohlfahrtsverband Hessen
Fachbereich Behinderte Menschen
Frankfurter Straße 44

65189 Wiesbaden

Tel.: 0611 56-0

Weitere Standorte:

Darmstadt, Kassel

Brandenburg:

Neubrandenburg

Landesamt für Gesundheit und Soziales Mecklenburg-Vorpommern

Integrationsamt und Hauptfürsorgestelle

Außenstelle Neubrandenburg

An der Hochstraße 1

17036 Neubrandenburg

Tel.: 0395 380-59729

Weitere Standorte:

Rostock, Schwerin

Niedersachsen

Oldenburg

Niedersächsisches Landesamt für Soziales, Jugend und Familie

-Integrationsamt-

Team Oldenburg

Moslestraße 1

26122 Oldenburg

Tel.: 0441 22297400

Weitere Standorte:

Hildesheim

Nordrhein-Westfalen

Köln

Landschaftsverband Rheinland

LVR-Inklusionsamt

Deutzer Freiheit 77-79

50679 Köln

Tel.: 0221 809-4402

Weitere Standorte:

Münster

Landschaftsverband Westfalen-Lippe

LWL-Inklusionsamt Arbeitsausfälle

Von-Vincke-Straße 23-25

48143 Münster

Tel.: 0251 591-01

Rheinland-Pfalz

Zentrale Mainz

Landesamt für Soziales, Jugend und Versorgung

-Integrationsamt-

Rheinallee 97-101

55118 Mainz

Tel.: 06131 967-0

<u>Weitere Standorte:</u>

Koblenz, Trier, Landau

Saarland

Saarbrücken

Landesamt für Soziales

Integrationsamtes

Hochstraße 67

66115 Saarbrücken

Tel.: 0681 9978-0

Sachsen

Chemnitz

Kommunaler Sozialverband Sachsen

Außenstelle Chemnitz

-Integrationsamt-

Reichsstraße 3

09112 Chemnitz

Tel.: 0371 577-0

Sachsen-Anhalt

Magdeburg

Landesverwaltungsamt Sachsen-Anhalt

Dienststelle Magdeburg

Referat 608 – Integrationsamt

Olvenstedter Straße 1-2

39108 Magdeburg

Tel.: 0391 567-2477 oder 567-02

Weitere Standorte:
Halle an der Saale

Schleswig-Holstein

Kiel

Ministerium für Soziales, Gesundheit, Jugend, Familie und Senioren des Landes Schleswig-Holstein
-Integrationsamt-
Adolf-Westphal-Straße 4
24143 Kiel
Tel.: 0431 988-0

Thüringen

Gera
Thüringer Landesverwaltungsamt
-Integrationsamt-
Puschkinplatz 7
07545 Gera
Tel.: 0361 573344307
Weitere Standorte:
Weimar, Suhl

Kapitel 23
Der Integrationsfachdienst und seine Aufgabe

Der Integrationsfachdienst (IFD) übernimmt eine beratende und begleitende Betreuung für den schwerbehinderten Menschen. Behinderte, die es besonders schwer haben, einen Arbeitsplatz zu bekommen oder zu halten, wird hier besonders intensiv geholfen. Dazu zählen auch bereits schwerbehinderte Schulabgänger sowie Menschen, die in Behindertenwerkstätten arbeiten.
Der Integrationsfachdienst arbeitet im Auftrag der Integrationsämter, der Agenturen für Arbeit sowie anderen Rehabilitationsträgern.

- Die vielfältigen Aufgaben des IFD umfassen finanzielle Fördermöglichkeiten;
- Technische Hilfen;
- Arbeitsplatzanpassungen;
- Rehabilitationsmaßnahmen;

Es werden berufliche Fähigkeiten des Schwerbehinderten festgestellt, Schwerbehinderte werden vorbereitet auf speziell für sie vorgesehene Arbeitsplätze.

Der IFD ist auch zuständig für Eingliederungsmanagement und Präventionsverfahren sowie beim Kündigungsschutz.

Auch Menschen mit psychischer Beeinträchtigung, die beispielsweise in einer Werkstatt für behinderte Menschen (WfbM) arbeiten, werden dahin betreut, dass sie zum allgemeinen Arbeitsmarkt wechseln können.
Weitere Informationen und Hilfe erhalten Sie unter:
>Kontakt>Integrationsfachdienst

Schlusswort

Am Ende meines Buches möchte ich Ihnen für Ihr Vertrauen danken, indem Sie meinen Ratgeber gekauft haben und Ihnen ganz persönlich viel Glück und viel Erfolg auf Ihrem Weg zur Erlangung eines Grad der Behinderung sowie des Schwerbehindertenstatus wünschen. Ich hoffe, dass ich Ihnen helfen konnte und Sie mit meinen Ratschlägen Schritt für Schritt Ihrem Ziel ein großes Stück näher kommen konnten oder sogar Ihren Schwerbehindertenausweis bereits in Händen halten. Bitte lassen Sie sich auch bei kleineren Rückschlägen in Form von unkooperativen Ärzten oder einem ablehnenden Bescheid nicht von Ihrem Weg abbringen und verlieren Sie keine Zeit mehr, denn

> Wer kämpft, kann verlieren. Wer nicht kämpft, hat schon verloren.
> Berthold Brecht

Alles Gute für Sie Ihre Rena Rose

Quellenangabe:

(1) Seite 24-31: VdK Deutschland, www.vdk.de
abgerufen im Internet am 14.02.2019

(2) Seite 94-103: VdK Deutschland, www.vdk.de
abgerufen im Internet am: 14.02.2019

(3) Seite 109: www.betriebsrat.com
abgerufen im Internet am 31.03.2019

Mit freundlicher Genehmigung des Sozialverbandes VdK Deutschland e.V., Linienstraße 131, 10115 Berlin.
